Das Lexikon
der
sanften Kosmetik

Jean Pütz · Christine Niklas
Unter Mitarbeit von Heinz Gollhardt

Das Lexikon der sanften Kosmetik

Hinweise zum Nachschlagen

Abkürzungen

Dieses Lexikon erschließt Ihnen die „sanfte Kosemtik" der Hobbythek, die in den folgenden Büchern beschrieben und mit vielen Rezepten versehen ist. Und es geht über diese Bücher weit hinaus.

CS bedeutet Verweis auf das Buch „Hobbythek – Cremes und sanfte Seifen".
SM bedeutet Verweis auf das Buch „Hobbythek – Schminken, Masken, schönes Haar".
HT3 usw. verweist auf den jeweiligen Band der Reihe „Das Hobbythek-Buch".
f.   hinter einer Seitenzahl: Dies verweist auf die angegebene Seite und die folgende.
ff. hinter einer Seitenzahl: Dies verweist auf die angegebene Seite und eine oder mehrere folgende.

Darüber hinaus enthält dieses Lexikon bereits Artikel über Substanzen und Wirkungsweisen, die in einem neuen Hobbythek-Buch über Gesundheit durch Essenzen, Kräuter und Extrakte ausführlich behandelt werden, das im Spätherbst 1988 erscheint.

Symbole

► CS, Seite 19   verweist auf Stellen in den entsprechenden Hobbythekbüchern, wo Einzelheiten, Rezepte und weitere Hinweise zu erfahren sind.
Ein ► vor einem Wort bedeutet, daß es dieses Wort als eigenes Stichwort in diesem Lexikon gibt und daß man dort mehr erfahren kann.

CIP-Titelaufnahme der Deutschen Bibliothek

Hobbythek. – Köln : vgs
   Früher u. d. T.: Das Hobbythek-Buch
Pütz, Jean: Das Lexikon der sanften Kosmetik. – 1988

Pütz, Jean:
Das Lexikon der sanften Kosmetik / Jean Pütz ; Christine Niklas.
Unter Mitarb. von Heinz Gollhardt. – Köln : vgs, 1988
   (Hobbythek)
   ISBN 3-8025-6152-X
NE: Niklas, Christine:; HST

Bildquellen: Alle Abbildungen vgs-Archiv

1. Auflage 1988
© vgs verlagsgesellschaft, Köln
Umschlaggestaltung: Fred Papen, Köln
Herstellung: Wolfgang Arntz
Gesamtherstellung: Universitätsdruckerei H. Stürtz AG, Würzburg
Printed in Germany
ISBN 3-8025-6152-X

Liebe Leser!

Wer hätte gedacht, daß die Idee unserer Kosmetik zum Selbermachen auf derart viel Enthusiasmus stoßen würde. Sie breitet sich immer weiter aus, wie wir aus zehntausenden von Zuschriften wissen. Aus diesen Briefen wissen wir auch, daß unsere Rezepte inzwischen vielen Allergikern geholfen haben, ja daß Ärzte sie ihren Patienten empfehlen und daß die Bücher in der Ausbildung von Kosmetikern, Friseuren und anderen verwendet werden.

Diese große Zustimmung hat sicher ihren Grund auch darin, daß es den „Kosmetik-Hobbythekern" der ersten Stunde gelungen ist, ihre Freunde und Bekannten davon zu überzeugen, daß die Kosmetik zum Selbermachen im Grunde sehr einfach und von jedem nachzuvollziehen ist. Überzeugt hat gewiß auch die Tatsache, daß diese Kosmetik nicht nur der Haut gut tut, sondern auch dem Geldbeutel.

Aber wir ruhen uns nicht auf unseren Lorbeeren aus, sondern entdecken Neues, verbessern das Bewährte und weiten unsere Angebotspalette aus. So haben wir beispielsweise fast nebenbei entdeckt, daß man mit einer Substanz mit dem Namen *Lecithin* tolle Creme- und Körpermilchrezepte realisieren kann. Aber man kann Lecithin auch – und das zeigt seine gute Verträglichkeit – in der Küche verwenden; und zwar als Emulgator wie auch als Ballaststoff.

In unseren beiden Büchern „Cremes und sanfte Seifen" und „Schminken, Masken, schönes Haar" sind derart viele Ideen realisiert, daß Sie fast alles selbst herstellen können, was zur Kosmetik gehört. Ende 1988 wird ein Buch hinzukommen, das sich im weitesten Sinne der Gesundheit widmet. Wir werden zeigen, daß Gesundheit und Genießen sich nicht ausschließen, und wir werden das wieder mit vielen Rezepten belegen.

So schön dies alles ist, so schwer ist es, den Überblick zu behalten. Dies wissen wir aus Ihrem Kreis, liebe Leser. Hingewiesen wurden wir darauf aber auch von denen, die den Vertrieb der Rohstoffe aufrechterhalten. Mittlerweile gibt es neben etlichen Versandfirmen fast 50 Läden von Kiel bis München, von Berlin bis Mainz. Peter Krämer von der Firma Spinnrad war es denn auch, der mir den ersten Anstoß zu der Idee gab, dieses Lexikon zu realisieren. Auch bei ihm haben viele Kunden immer wieder gefragt, ob es nicht möglich sei, eine Sammlung von Stichwörtern und kurzen Erklärungen zu bekommen.

Nun, es dauerte fast ein ganzes Jahr, bis das Lexikon fertig war. Zunächst Dank an Peter Krämer. Danken möchte ich aber auch Heidrun Claußen und meiner Koautorin Christine Niklas, die in unermüdlichem Eifer und Fleiß mit ihrem Sachverstand geholfen haben, diesen Leitfaden durch die Selbermacher-Kosmetik zustandezubringen.

Er enthält nicht nur die Substanzen, Fachwörter, Wirkungsweisen und Anwendungsbeschreibungen aus den beiden Büchern „Cremes und sanfte Seifen" und „Schminken, Masken, schönes Haar", sondern die Beschreibung einer Menge neuer Produkte. Dank auch an Dr. Heinz Gollhardt für seine Mitarbeit.

Ohne sie wäre es nie zu den mittlerweile über 20 Hobbythekbüchern gekommen.

Auf der nebenstehenden Seite wird beschrieben, wie Sie anhand von Kürzeln und Seitenverweisen die entsprechenden Stellen in den Hobbythekbüchern finden können. Wir sind sicher, daß Ihnen dieses Lexikon die vorhandenen Bücher noch einmal neu erschließen wird.

Zusätzlich finden Sie außer weiteren Daten und chemischen Bezeichnungen die – sofern enthalten – exakten Angaben über Konservierungsmittel in den Rohstoffen. Bedenken Sie dabei, daß diese Rohstoffe in der Regel im Rezept stark verdünnt werden und daß deshalb im fertigen Produkt wesentlich weniger Konservierungsmittel enthalten sind als in Produkten des Handels. Schließlich haben wir in diesem Lexikon nach bestem Wissen und in aller Ehrlichkeit die Darstellung von Vor- und Nachteilen aller Rohprodukte erweitert.

Und nun wünschen wir Ihnen viel Spaß und Erfolg mit Ihren selbstgemachten Kosmetika.

Ihr

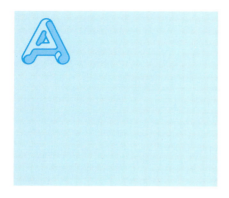

Abdeckstift

Der Abdeckstift ist dazu gedacht, kleine Hautunregelmäßigkeiten abzudecken.
Die Fettmasse für Abdeckstifte entspricht dem Rezept für ▶ Lippenstifte mit normalen Pigmenten. Natürlich verwendet man hier nur ▶ Farbpigmente, die Brauntöne ergeben. Die Fettmasse für den Abdeckstift wird in die ▶ Lippenstiftgießform gegeben und nach dem Aushärten in eine ▶ Lippenstifthülse gesetzt.

▶ SM, Seite 83

Abschminke

Fürs normale Abschminken können Sie jede selbstgemachte Pflegecreme verwenden. Dafür brauchen Sie dann kein besonders teures Öl.

Sehr gut geeignet sind auch die ▶ Reinigungsmilch und vor allen Dingen die ▶ Waschcreme.
▶ Karnevals-, Theaterschminke und ▶ Schminkstifte lassen sich besser mit einer speziellen Abschminke entfernen.
Die wischfeste Karnevalsschminke der Hobbythek läßt sich auch mit einer einfachen Creme leicht abschminken bzw. kann sogar mit viel lauwarmem Wasser einfach abgewaschen werden.

▶ SM, Seite 109 f.

Absud

Verfahren zur Gewinnung von Wirksubstanzen aus ▶ Kräutern.
Dabei werden die Pflanzenteile eine Zeitlang mit Wasser gekocht. Anschließend wird der noch heiße Absud durch ein Sieb gegossen.

Adstringierende Mittel

ziehen die Hautporen zusammen und werden hauptsächlich in ▶ Gesichtswasser bei fettiger und unreiner ▶ Haut, in ▶ After Shave oder auch in ▶ Mundwasser verwendet. Adstringierend wirken ▶ Pflanzenextrakte oder ▶ Tinkturen aus gerbstoffhaltigen Pflanzen wie ▶ Hamamelis, ▶ Rathaniawurzel und ▶ Salbei.
Auch ▶ Alaun wirkt adstringierend.

Ätherisches Öl

Anders als bei den Fettölen handelt es sich hier um Öle, die sehr schnell verdunsten und einen besonders charakteristischen Duft haben. Pfefferminze, Lavendel, Kamille entfalten ihren eindringlichen Duft, indem sie ätherische Öle verdunsten.
Chemisch betrachtet setzen sich die ätherischen Öle insgesamt aus weit über tausend verschiedenen Stoffen zusammen. Ein einzelnes ätherisches Öl kann aus einem Gemisch von mehr als hundert verschiedenen Inhaltsstoffen bestehen. Die Mehrzahl der Verbindungen enthalten ▶ Alkohole, Aldehyde, Ketone, Säuren, Ester und Ether. Wichtigstes Gewinnungsverfahren ist die ▶ Wasserdampfdestillation.
Ätherische Öle sind nicht nur „Duftträger" der verschiedensten Kräuter und Gewürze, sondern auch gut *resorbierbar.*
Gemeint ist damit, daß der Körper sie leicht aufnimmt, wo sie durchblutungsfördernde, entzündungshemmende, desinfizierende, schleimlösende, krampflösende, beruhigende und andere Wirkungen auslösen können.
Natürliche ätherische Öle können mit ▶ Pestiziden belastet sein oder wegen ihrer Vielzahl von Inhaltsstoffen manchmal ▶ Allergien auslösen; ist das der Fall, so kann man es mit naturidentischen Stoffen versuchen, die den natürlichen ebenbürtig und

uneingeschränkt hautfreundlich sind (▶ sanfte Kosmetik).
Folgende ätherische Öle sind zu Parfümierungszwecken geeignet:
▶ Bergamotte, ▶ Geraniumöl,
▶ Jasminöl, ▶ Krauseminzöl,
▶ Lavendelöl, ▶ Lemongrasöl,
▶ Mandarinenöl, ▶ Melissenöl,
▶ Menthol, ▶ Nelkenöl,
▶ Orangenöl, ▶ Orangenblütenöl,
▶ Patschouli, ▶ Pfefferminze,
▶ Rosenöl, ▶ Salbei,
▶ Sandelholzöl, ▶ Thymian,
▶ Zimtöl, ▶ Zitronenöl

▶ Badeöl, ▶ Parfümierung

▶ HT 10, Seite 91 ff.
▶ CS, Seite 51 ff., 88 ff.

Äthersulfate

▶ Tenside, die nicht so aggressiv sind wie ▶ Laurylsulfat, die aber noch nicht so mild und hautfreundlich sind, daß wir sie einschränkungslos empfehlen. Bei der Produktion kann ▶ Dioxan entstehen. Das Äthersulfat ▶ Zetesol 856 T hat aufgrund besonders günstiger Herstellungsverfahren geringste Spuren von Dioxan. Trotzdem raten wir nicht zur Verwendung in Körperwaschcremes und Lotionen, sondern allenfalls in bestimmten Shampoos. (▶ CS, Seite 113 ff.) Wir verweisen deshalb auf die überaus milden Tenside ▶ Lamepon S, ▶ Rewoteric AM2C/NM (Glycintensid), ▶ Betain, ▶ Tegobetain.

In der Industrie sind Äthersulfate beliebt, weil sie billig sind, hohe Waschkraft und Schaumbildung haben und sich durch Zugabe von einfachem Kochsalz verdicken lassen, so daß das Produkt nach wesentlich mehr aussieht.

▶ Zetesol 856 T ist eine Mischung aus Äthersulfat und dem milden ▶ Betain (10%). Es ist für Waschemulsionen geeignet, bei denen es nicht auf extreme Milde ankommt.

Äthylalkohol

Neue Schreibweise: Ethylalkohol

▶ Alkohol

After shave

(Rasierwasser) soll nach der ▶ alkalisch wirkenden Behandlung bei der Naßrasur die ▶ Haut wieder neutralisieren und die Wiederherstellung des ▶ Säuremantels begünstigen. Außerdem zieht es die Hautporen zusammen, entspannt die Haut, desinfiziert kleine Verletzungen und wirkt erfrischend und kühlend. Deshalb enthält es relativ viel ▶ Alkohol.

▶ Adstringierende Mittel, ▶ Desinfektion

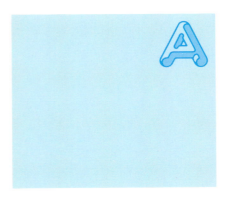

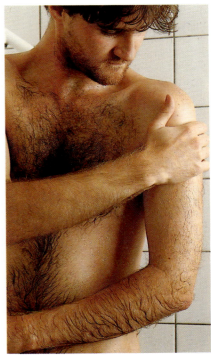

Für ganz Bequeme haben wir ein herrliches ▶ Aftersun-Öl zur Verwendung beim Duschen entwickelt.

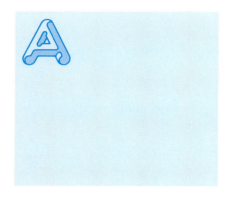

Aftersun-Creme/-Milch

Die von der Sonne strapazierte Haut braucht besonders viel Pflege und Feuchtigkeit.
Bei Sonnenbrand vgl. auch ▶ Aloe vera.

▶ After-Sun-Öl, ▶ Sonnenbrand

▶ CS, Seite 48, 81

Aftersun-Öl

Die Haut neigt nach jedem Bad im Wasser, aber auch nach jedem Sonnenbad zum Austrocknen. Sie braucht deshalb Pflege. Wem aber das Eincremen mit Milch oder Creme zu mühsam ist, für den haben wir hier einen besonders praktischen Tip:
Das *Aftersun-Öl der Hobbythek* erzeugt gewissermaßen erst auf der Haut die Pflegeemulsion. Reiben Sie nach Bad oder Dusche die noch tropfnasse Haut ein. Daß sich eine Emulsion bildet, erkennen Sie daran, daß das Öl milchig wird. Durch leichtes Einmassieren verteilen Sie alles gleichmäßig. Danach lassen Sie die Creme ein wenig in die Haut einziehen und antrocknen. Erst jetzt wird das restliche Wasser von der Haut abgetrocknet. Auf bequemere Weise kann man sich wirklich nicht eincremen.

▶ SM, Seite 122 f.

Agar-Agar

▶ natürlicher Gelbildner, der aus Meeresalgen (Rotalgen) gewonnen wird. Quillt im kalten Wasser. Die Quellung ist erst nach einigen Tagen abgeschlossen. Es geliert im heißen Wasser.

▶ Alginate

Akne

Sammelbezeichnung für eine mit Knötchenbildung einhergehende Erkrankung des Talgdrüsenapparates und der Haarfolikel; und zwar zum Teil unter deutlicher Beeinflussung durch Hormone, Heilmittel, aber auch berufliche Belastung mit akneauslösenden oder -begünstigenden Stoffen.
I. e. S. *Akne vulgaris:* eine chronische, auf vielen Ursachen beruhende Hauterkrankung des Pubertätsalters. Muß vom Hausarzt behandelt werden.

▶ Allantoin, ▶ alpha-Bisabolol.

▶ CM, Seite 18, 38, 48, 51, 76, 131

Alginate

▶ natürliche Gelbildner, die aus Seetang und -algen gewonnen werden. Sie quellen in kaltem Wasser.

▶ Agar-Agar

Alaun

Die genaue Bezeichnung lautet Aluminiumkaliumsulfat. Es ist eine weiße, kristalline Substanz. Alaun wirkt blutstillend und wird deshalb bei Bedarf nach der Rasur in Form eines Alaunstiftes verwendet. Es wirkt auch als Antitranspiranzmittel.

alkalisch

(von arabisch „alkali" = Pottasche; eine der Soda eng verwandte Verbindung). Laugen bzw. Basen sind alkalisch (▶ pH-Wert 7–14). Die Reaktion von Fettsäuren mit einer Base bzw. Lauge ergibt ein Salz, das als ▶ Seife bezeichnet wird.

▶ CS, Seite 103

Alkanna

Natürlicher, aus der Färberwurzel gewonnener roter Farbstoff (nicht giftig).

▶ SM, Seite 38 f.

Alkohol

Als Alkohole bezeichnet man organische Verbindungen (▶ Kohlenwasserstoffe), die als charakteristische, für die Eigenschaften der Alkohole bedeutende Gruppe mindestens eine Sauerstoff-Wasserstoff-Gruppe (▶ OH-Gruppe) in ihrem Molekül haben. Es gibt flüssige und feste Alkohole. Zu den festen Alkoholen gehört z. B. ▶ Cetylalkohol, den wir in unseren selbstgemachten Kosmetika als ▶ Konsistenzgeber benutzen; aber es gehören auch dazu die ▶ Zuckeralkohole, wie ▶ Sorbit und ▶ Xylit, die wir ebenfalls für Kosmetikprodukte eingesetzt haben.

Neben Wasser sind flüssige Alkohole die wichtigsten ▶ Lösungsmittel in der Kosmetik.

Methylalkohol – auch Methanol genannt – kommt allerdings nicht in Frage, weil er äußerst giftig ist. Wenn man ihn trinkt, kann man erblinden oder sogar daran sterben.

Für unsere Kosmetika kommen folgende Alkoholarten in Frage:

Ethylalkohol, auch Ethanol oder Weingeist genannt. Das ist unser Trinkalkohol; allerdings in einer Konzentration von 90 bis 96%. Für unsere Rezepte verwenden wir den 96%igen. Durch hohe Steuerbelastung ist er teuer.

Billiger ist ein vergällter Alkohol, der zwar nicht trinkbar ist, auf der Haut aber keinen Schaden anrichtet. Man erreicht dies durch Zusatz von 1% *Phthalsäurediethylester.* Dieser Stoff wird auch in Parfüms zur Duftbindung benutzt. Er reizt die Haut nicht, wirkt nur in sehr seltenen Fällen allergen und ist geruchsneutral. Das Zollamt hat es abgelehnt zu erlauben, daß dieser kosmetische Alkohol an Privatpersonen verkauft werden darf. Die Lieferung an die kosmetische Industrie ist hingegen erlaubt. Deshalb können wir Ihnen auch nur ein Halbfertigprodukt anbieten; eine Art Haarwasser mit leichter ▶ Parfümierung und dem Wirkstoff ▶ D-Panthenol, der in keinem unserer Rezepte stört. Sie können es in unseren Rezepten weiterverarbeiten, aber auch verwenden, wie es ist. Wir nennen es *„kosmetisches Haarwasser D 95%".* Dieses Produkt ist wesentlich preiswerter als 96%iger Weingeist.

Ebenfalls für kosmetische Zwecke geeignet ist *Isopropylalkohol.* Er ist im Prinzip ebenso gut wie Ethanol geeignet und auch ebenso hautfreundlich, wirkt aber stärker desinfizierend. Man nennt ihn kurz Isopropanol, und er kostet noch weniger als unser *kosmetisches Haarwasser*

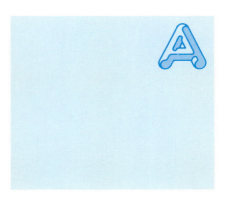

D 95%. Leider hat er einen etwas stärkeren Eigengeruch, der manchen stört. Er ist in vielen Haarmitteln und Haarwassern der Industrie enthalten. Auch Isopropanol ist ungenießbar; gegen die Verwendung in Kosmetika gibt es aber keine Bedenken. Er kann sogar in Mundwässern verwendet werden.

▶ SM, Seite 139 f.

Allantoin

Ein für Kosmetika geeigneter Wirkstoff. Er kommt in der Natur als Bestandteil der Beinwellwurzel vor. Dem Allantoin sagt man auch eine heilende Wirkung nach. Es soll der Haut ein gesundes, zartes Aussehen verleihen und wird u.a. auch für Akne-Cremes eingesetzt. Die Dosierung kann bei 0,1 bis 0,5% liegen. Es ist gut hautverträglich.

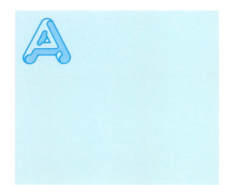

Allergietest

Sollten Sie bei bestimmten Substanzen den Verdacht haben, daß Sie auf sie allergisch reagieren, dann können Sie dies folgendermaßen testen: Tragen Sie eine dieser Substanzen vor dem Schlafengehen pur oder verdünnt je nach Anweisung auf die Haut auf; und zwar möglichst an den empfindlichen Flächen des Innenarmes oder an anderen, tagsüber verdeckten Körperstellen. Man kann auch mehrere Stoffe gleichzeitig testen. Dann müssen Sie aber die entsprechend eingeriebenen Stellen mit einem abwaschbaren Filzstift kennzeichnen oder numerieren.
Lassen Sie die Substanz 12, 24 oder 48 Stunden auf der Haut, und achten Sie zwischendurch immer einmal auf Reaktionen. Ist die Haut stärker gerötet, dann lassen Sie den betreffenden Stoff für die Zukunft einfach

Allergie

Die Allergie ist eine überempfindliche Reaktion des Körpers auf Stoffe, die sich sehr oft auf der Haut bemerkbar macht.
Medizinisch ist dieses Gebiet so kompliziert, daß man nur grobe Aussagen machen kann. Es kann immer einmal passieren, daß einzelne Menschen auf bestimmte Stoffe – auch auf sonst völlig unverdächtige – allergisch reagieren. Dabei spielt es keine Rolle, ob dies künstlich hergestellte oder natürliche Stoffe sind.
Sollten Sie einen solchen Verdacht bei selbstgerührten Kosmetika haben, dann muß das nicht an den Kosmetika insgesamt liegen, sondern an einem ganz bestimmten Inhaltsstoff. Am besten testen Sie die Stoffe einzeln (▶ Allergietest) und ersetzen in einem Rezept im Falle allergischer Reaktion nur diesen Stoff.

▶ sanfte Kosmetik

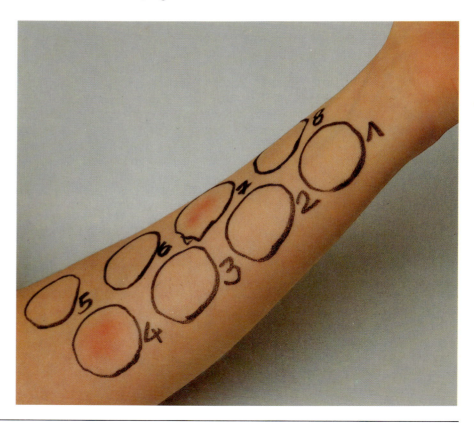

weg. Es gibt bei unseren Rezepten fast immer eine Ausweichmöglichkeit.

▶ Allergie

▶ SM, Seite 36 f.

Aloe vera

Eine Wüstenpflanze, deren Saft bereits von den alten Ägyptern und den Indianern zur Wundheilung und Körperpflege benutzt wurde. Man sagt ihr nach, als Wirkstoff in Cremes beschleunige sie die Bildung neuer Hautzellen, d.h. sie helfe bei der Wundheilung und fördere das Wachstum von neuem Gewebe. Aloe vera hat eine antibiotische Wirkung, sie soll die Haut weichmachen und Feuchtigkeit binden. Aloe vera hilft bei ▶ Sonnenbrand.

Aloe-vera-Extrakte enthalten u.a. verschiedene essentielle ▶ Aminosäuren. Als Feuchthaltemittel für die Haut genügen 10 bis 15% rückverdünnte Lösung in der Creme, d.h. 1 bis 1,5% des handelsüblichen 10fach-Konzentrats. Bei Wund- und Heilsalben, Sonnenmilch, After-Sun-Creme, Sonnenbrandcreme nimmt man 20 bis 30%, also 2 bis 3% des 10fach-Konzentrats. Konzentriert wird der Aloe-vera-Saft wegen der einfacheren Lagerung und Anwendung bei der Cremeherstellung.

Aloe vera kann, wie viele natürliche Substanzen, ▶ Allergien hervorrufen. Machen Sie eventuell vorher einen ▶ Allergietest.

Aloe-vera-10fach-Konzentrat ist konserviert mit 0,1 % Kaliumsorbat, 0,2 % Natriumbenzoat, 0,15 % Zitronensäure.

▶ CS, Seite 48 f.

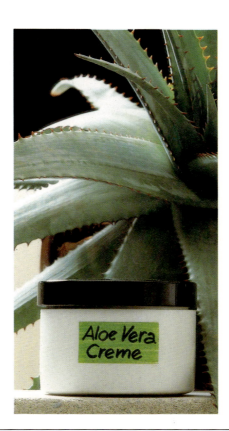

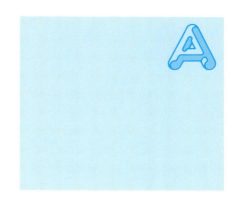

alpha-Bisabolol

(α-Bisabolol) ist der Hauptwirkstoff aus der Kamille; auch im echten Kamillenöl ist es enthalten. Bisabolol hat eine entzündungshemmende Wirkung, die allerdings erst nach 24 Stunden spürbar wird.

Wichtig ist die richtige Konzentration des Bisabolols. Die optimale Wirkung ergibt sich bei einem Zusatz von 0,8%. Zu hohe Dosierungen von 2 bis 3% führen sogar zu einer Verringerung der Wirksamkeit.

Bisabolol ist geeignet für ▶ Lippenpflegestifte, ▶ Lippenstifte, ▶ Makeup, ▶ Abdeckstifte usw. und natürlich auch für unsere Cremes und Seifen, für ▶ Babycreme und ▶ Aftersun-Creme/-Milch. alpha-Bisabolol ist öllöslich und ohne allergene Wirkung.

▶ CS, Seite 49 f.,
▶ SM, Seite 66

11

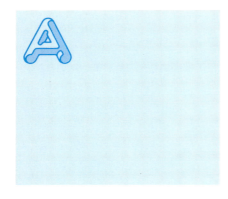

Amine

Die Stoffklasse der Amine leitet sich vom Ammoniak, einer Stickstoffverbindung (NH_3), ab. Es werden primäre, sekundäre und tertiäre Amine unterschieden, je nachdem wie viele Wasserstoffatome (H) durch eine organische Gruppierung (hier: Methyl-Gruppe) ersetzt sind:

$CH_3 NH_2$ = Methylamin
$(CH_3)_2 NH$ = Diethylamin
    (sek. Amin)
$(CH_3)_3 N$ = Trimethylamin
    (tert. Amin)

Die meisten Amine sind Flüssigkeiten von ammoniakähnlichem, aber weniger stechendem Geruch. Die Methylamine finden sich z. B. in der Heringslake. Der typische Geruch der Seefische und Hummer rührt vom Trimethylamin her.

▶ Freie Amine,
▶ Nitrosamine, ▶ Triethanolamine

▶ SM, Seite 138

Aminosäure

Eiweißmoleküle bestehen aus Aminosäuren, die ihrerseits die Bausteine des Lebens bilden. Es gibt über 20 verschiedene Aminosäuren; die wichtigsten: *Glycin, Glutamin, Alanin, Lysin, Leucin, Serin* usw.

▶ Protein

amphoteres Tensid

▶ Tensid

anionisches Tensid

▶ Tensid

Anisöl

▶ ätherisches Öl, das aus der Anispflanze *(Pimpinella anisum)* gewonnen wird. Anis wird hauptsächlich in Osteuropa angebaut. Das ätherische Öl ist wichtig als Geschmacksverbesserer (u. a. ▶ Mundwasser, ▶ Zahnpasta), weil es süß schmeckt. Hauptwirkstoff ist das Trans-Anethol mit 80–95 %.

Anis-/Fenchelölbad

Zunächst im Duft etwas ungewöhnlich; aber sehr angenehm. Gut gegen Erkältungskrankheiten; zur Entspannung und Beruhigung.

▶ Badeöl

Antifaltencreme

wird besonders für Hals- und Augenpartie eingesetzt.

▶ Antifalten-Substanzen,
▶ Liposom, ▶ Liposomgel

▶ CS, Seite 70

Antifaltengel

▶ Liposomgel

Antifalten-Substanzen

Der Nutzen von herkömmlichen Antifalten-Substanzen in kosmetischen Präparaten ist umstritten. Unbezweifelt ist jedoch, daß ▶ Elastin und ▶ Kollagen z. B. ein angenehmes Feuchtigkeitsgefühl auf der Haut vermitteln.
Ein besserer wissenschaftlicher Nachweis für eine Wirkung scheint für neue Antifalten-Substanzen, die

die Hobbythek vorgestellt hat, gegeben zu sein. Dazu gehören ▶ Liposome (Lipodermin), ▶ Hyalomuco-Lösung und ▶ Fibrostimulin.

▶ Liposomgel

Antikaries Fl.P.

Die genauere Bezeichnung lautet: Natriummonofluorphosphat. Es handelt sich um ein Fluorsalz, das ein wirksames Mittel zur Verhinderung von ▶ Karies darstellt. Die Reinsubstanz besteht aus weißen Kristallen. Wenn Sie es als *Antikaries Fl.P.* kaufen, ist es aber bereits 1:10 mit destilliertem Wasser verdünnt. In dieser flüssigen Form läßt es sich leicht dosieren und unterrühren. Die Einsatzmenge dieser verdünnten Lösung beträgt in ▶ Zahnpasta und ▶ Mundwasser jeweils 7 %. Höher dürfen Sie es nicht dosieren, sonst ist es gesundheitsschädigend.

▶ Fluor

Antioxidationsmittel/ Antioxidantien

Mittel, die das ▶ Ranzigwerden von Ölen und Fetten vermindern. Chemisch handelt es sich beim Ranzigwerden um eine Oxidation; d. h., die Fette reagieren mit dem Luftsauerstoff.

▶ „Antiranz", ▶ Vitamin E

▶ CS, Seite 34,
▶ SM, Seite 67

„Antiranz"

Verhindert das ▶ Ranzigwerden von ▶ Ölen und Fetten, das vor allem bei Zusatz von ▶ Farbpigmenten ein Problem ist. Deshalb sollten Sie bei ▶ Lippenstiften, ▶ Lip gloss, aber auch anderen dekorativen Kosmetika zumindest ▶ *Vitamin E* oder *„Antiranz"* hinzufügen. Dadurch erhöht sich die Haltbarkeit auf mindestens 2 Monate.
„Antiranz" besteht aus Vitamin E, einem Vitamin-C-Abkömmling (*Ascorbylpalmitat*, das im Gegensatz zu Vitamin C fettlöslich ist), Zitronensäure, etwas ▶ Lecithin – das u.a. im Eigelb und in Sojabohnen enthalten ist – und einer geringen Menge eines Speise-Emulgators, der auch in unseren Creme-Rezepten enthalten ist. Die Dosierung dieses „Antiranz"-Mittels ist äußerst gering.

▶ SM, Seite 67

Antischuppen-Haarwasser

der Hobbythek enthält neben ▶ kosmetischem Haarwasser D 95 % oder ▶ Isopropylalkohol und ▶ Was-

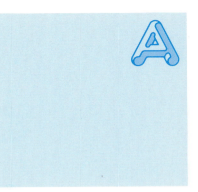

ser- nur etwa 0,1 % des Antischuppenmittels ▶ Pirocton-Olamin.

▶ SM, Seite 154

Antischuppenmittel

enthalten Wirkstoffe, die zum einen die Zellteilungsaktivität der Kopfhaut verringern – durch die Schuppenbildung entsteht – und zum anderen eine antimikrobielle Funktion haben. Auf fetten Kopfschuppen (▶ Seborrhöe) wachsen besonders leicht Pilze und Bakterien. Die Antischuppenmittel sind außerdem in der Lage, Hautfett und Schuppen gut von der Kopfhaut zu lösen.

▶ Pirocton-Olamin, ▶ Sebostase

▶ CS, Seite 148

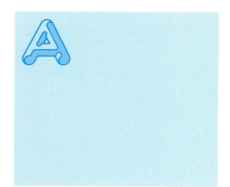

Antischuppen-Shampoo

Haarshampoo mit dem Wirkstoff ▶ Pirocton-Olamin. Das fertige ▶ Shampoo soll einen ▶ pH-Wert von 7 haben, damit die Wirksamkeit des Antischuppen-Mittels gewährleistet ist.

▶ CS, Seite 150

Antitranspirant

Auch Antiperspirant genannt. Im Gegensatz zum ▶ Deodorant versucht man damit, von vornherein die Schweißbildung zu hemmen. Die Industrie nutzt dazu vorwiegend Metallsalze wie Aluminium- und Zinksalze. Heute werden hauptsächlich Aluminiumchlorhydroxid-Komplexe oder auch Zinkphenolsulfonat verwendet. Sie zerstören das Hauteiweiß und verstopfen so die Schweißdrüsen, die sich entzünden können, so daß der Schweiß nicht mehr nach außen gelangt. Durch den sehr sauren ▶ pH-Wert können sogar Kleidungsstücke angegriffen werden. Verwendet werden auch Zirkonsalze, die von vielen Menschen nicht vertragen werden. In der ▶ Kosmetikverordnung sind sie nur in Mischungen mit Aluminiumsalz zugelassen und als Spray mit Treibgas verboten.
Wir empfehlen ▶ ätherische Öle als schweißhemmende Substanzen (z. B. ▶ Salbei- oder ▶ Eukalyptusöl oder einen Stift aus ▶ Alaun).

Aprikosenkernöl

gehört zu den gegen ▶ Ranzigwerden weniger stabilen Ölen, ergibt aber eine schöne, softige Creme und ähnelt in seinen Eigenschaften dem ▶ Mandelöl.

▶ Öle, pflanzliche

▶ CS, Seite 35

Aqua conservans

Ein leichtes Konservierungsmittel.
1 Liter *Aqua* (lat. = Wasser) *conservans* enthält als Konservierungsmittel 0,75 g ▶ Nipagin und 0,25 g ▶ Nipasol. Diese beiden Stoffe gehören zur Gruppe der ▶ PHB-Ester und werden auch für Nahrungsmittel eingesetzt. Nipagin und Nipasol sind wasserlöslich und konservieren somit die ▶ Wasserphase der ▶ Emulsion. Sie schützen hauptsächlich vor Schimmelbefall, der Hauptursache für das Verderben von Kosmetika.
Man bekommt es in der Apotheke. Sie können es aber auch selbst herstellen aus Pulver oder dem flüssigen Aqua-conservans-Konzentrat.

▶ Euxyl K 100, ▶ K 104, ▶ K 400
▶ Konservierungsmittel

▶ CS, Seite 43

Aqua-conservans-Konzentrat

Die Wirkstoffe des Aqua-conservans-Konzentrats Nipagin und Nipasol sind fertig gelöst in ▶ Propylenglycol. Das Konzentrat kann tropfenweise in die fertige Creme oder Milch gegeben werden. Bei einem Konservierungsmittelanteil von 0,1 % genügen ca. 30 Tropfen auf 100 g Creme, für 0,2 % braucht man ca. 50 Tropfen (die Tropfenzahl ist abhängig davon, wieviel Wasser die Creme enthält, weil dieses Konservierungsmittel hauptsächlich die Wasserphase konserviert).
Eine zweite Möglichkeit, mit Aqua conservans zu konservieren: Aus 10 ml Aqua-conservans-Konzentrat können Sie durch Hinzufügen von dest. Wasser 1 l Aqua conservans

herstellen. Sie können es dann wie dest. oder entmineralisiertes Wasser in der Wasserphase verwenden.

▶ PHB-Ester

Arachidonsäure

4fach ungesättigte ▶ Fettsäure (Öl).

Arachinsäure

Gesättigte ▶ Fettsäure (festes Fett).

Arbeitsgeräte

Im Prinzip können Sie die meisten Kosmetika mit normalen Küchengeräten herstellen. Trotzdem empfehlen wir, einige praktische Utensilien dazuzunehmen, die Ihnen die Arbeit einfach erleichtern.
Feuerfeste Bechergläser: Inhalt 50 bis 100 ml, mit Meßskala.
Thermometer: Meßbereich 0 bis 100 °C.
Waage: Entweder eine ganz normale Briefwaage oder die heute schon recht billigen elektronischen Waagen mit einer 1-g-Einteilung im unteren Meßbereich.
Rührlöffel oder Rührstab: Ein Eier- oder Cocktaillöffel reicht aus. Profis verwenden einen Spezialöffel aus Cromargan. Aber auch ein gläserner Rührstab für ein paar Pfennige ist gut geeignet.

Verschließbare Gläser: Das können auch Kunststoffdosen diverser Größen sein. Geeignet sind auch kleine Marmeladengläser von 25 bis 500 ml zum Abfüllen der ▶ Fettphase, Pigmentmischungen usw.
Hobbythek-Meßlöffel: Sie haben 2,5 ml Inhalt. Gerade für kleine Mengen sind sie äußerst praktisch; in unseren Rezepten arbeiten wir in der Regel damit (▶ Standardmengen).
Porzellanmörser: Zum Anreiben von ▶ Farbpigmenten. Er muß innen unglasiert sein; die Oberfläche ist dadurch rauh, wodurch die Pigmente sich besser verreiben lassen. Auch der Stößel sollte an seiner Reibfläche rauh und unglasiert sein. Besonders geeignet und auch nicht teuer sind sogenannte Labor-Mörser mit 60 bis 70 mm Außendurchmesser.
▶ *Lippenstift-Gießform:* Die Form ist aus Plexiglas. Vor dem ersten Abguß empfiehlt es sich, sie innen mit Speiseöl abzureiben. Dann löst sich der Lippenstift besser.
Döschen und andere Behälter: Spiegeldosen fürs Make-up, Puderdosen – zum Teil dreiteilig mit Puderschwämmchen –, Lippenstifthülsen, leere bleistiftähnliche Holzstifte für Mascara (▶ Kajalstift).

▶ SM, Seite 72 ff.

Aromastoffe

▶ Lebensmittelaromastoffe

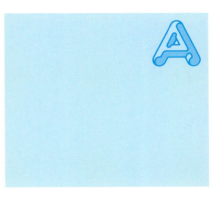

Aufguß

Ein Verfahren zur Gewinnung von ▶ Wirksubstanzen aus ▶ Kräutern. Beim *Aufguß* wird eine entsprechende Menge an zerkleinerten Pflanzenteilen mit kochendem Wasser übergossen, in dem man alles bis zu 10 Minuten ziehen läßt. Sie kennen das vom Tee. Der Aufguß wird anschließend durch Filterpapier oder ein Sieb hindurchgegossen (▶ Absud).

▶ HT 10, Seite 95

Augen

Die Augen werden seit jeher durch Ummalung oder durch Make-up geschmückt oder irgendwie hervorgehoben. Allerdings vermag Kosmetik nicht alles. Ein gelangweilter Blick ist auch durch das raffinierteste Augen-

15

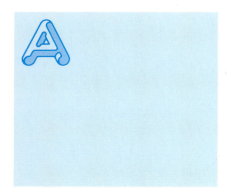

Make-up nicht in einen interessanten Blick zu verwandeln.
Die Augen gehören zum besonders empfindlichen Schleimhautbereich. Die Hobbythek empfiehlt z. B. nur ▶ Farbpigmente, die auch für die Verwendung in ▶ Augen-Make-ups zugelassen sind. Ein ▶ Tensid, das die Augen wenig reizt, ist das ▶ Betain.
Tips für ein gutes Augen-Make-up und die Hilfsmittel dazu:

▶ Augen-Make-up

▶ SM, Seite 23 ff.

Augenbrauen

Grundsätzlich gilt, daß an der natürlichen Braue möglichst wenig geändert werden sollte.
Wenn Sie die Form der Augenbrauen leicht verändern oder nachzeichnen wollen, dann nehmen Sie dafür ▶ Lidschattenpuder oder einen ganz spitzen ▶ Kajalstift, mit dem Sie die Brauen leicht nachstricheln. Anschließend können Sie die natürlichen Härchen mit etwas ▶ Mascara in Form bürsten. Wer mutig ist, gibt mit dem Bürstchen Lidschatten auf die Brauen; sei es in Grün, Blau oder Gold.

▶ SM, Seite 23 ff.

Augenbrauenstift

▶ Kajalstift

Augen-Make-up

▶ Augenbrauen, ▶ Eyeliner,
▶ Kajalstift, ▶ Lidschatten,
▶ Mascarafläschchen,
▶ Wimperntusche.

▶ SM, Seite 23 ff.

Avocadoöl

ist fast völlig stabil gegen ▶ Ranzigwerden, obwohl es viele ungesättigte ▶ Fettsäuren enthält.
Für kosmetische Zwecke hat es tatsächlich sehr gute Eigenschaften. Das Avocadoöl enthält viele ▶ Vitamine; hauptsächlich A, B, D und E. Besonders hoch ist der Gehalt an Vitamin A, B_1 und B_2; auch ▶ Pantothensäure ist enthalten. Außerdem findet sich in Avocadoöl relativ viel ▶ Lecithin (phosphorhaltige, fettähnliche Substanz mit Emulgatorwirkung).
Der Anteil von ▶ unverseifbaren Bestandteilen ist sehr hoch – 2,6 bis 8,0%. Leider wird dieser Bestandteil häufig zum Teil entzogen, weil er ein kostbarer Rohstoff ist. Im handelsüblichen Avocadoöl ist deshalb meist nur bis zu 2% Unverseifbares enthalten.
Avocadoöl wird besonders für Hautpflegecremes empfohlen, die ▶ Feuchthaltemittel aufweisen.
Avocadoöl wird besonders gut von der Haut aufgenommen, besser als zum Beispiel Olivenöl. Es verteilt sich sehr gut auf der Haut, und es soll sogar ein wenig vor ultraviolettem Licht schützen, ohne daß ein künstlicher ▶ Lichtschutzfaktor zugefügt wird.

▶ Öle, pflanzliche

▶ CS, Seite 34

Azulen

Eine Kohlenwasserstoff-Verbindung. Neben ▶ Bisabolol u. a. ein keimtötender Bestandteil des ätherischen Öls der ▶ Kamille. Erzeugt die blaue Farbe des reinen Kamillenöls.

Babycreme

Eine sanfte Creme, die sich sehr gut auf des Babys meistrapazierte Stellen dick auftragen läßt. Sie enthält ▶ alpha-Bisabolol, das bei Hautreizungen hilft und eventuell ▶ D-Panthenol. Sie kann ohne ▶ Konservierungsmittel hergestellt werden.

▶ CS, Seite 81

Babyseife/-shampoo

Damit sie Haut und Augen nicht reizen, sind milde ▶ Tenside Voraussetzung. Sie stehen mit ▶ Rewoteric AM 2C/NM und ▶ Betain L7 zur Verfügung.

▶ CS, Seite 119 u. 133

Badeessenz

besteht aus ▶ ätherischem Öl oder ▶ Parfümöl oder ▶ Lebensmittelaromen und dem ▶ Lösungsvermittler LV 41, der dafür sorgt, daß sich die Badeessenz gleichmäßig im ganzen Wasser verteilt.

Badeöl

Man hat herausgefunden, daß ▶ ätherische Öle zum Teil auch über die Haut in den Organismus gelangen können und daß sie bei einer Anwendung im warmen Badewasser schneller durch die Haut gehen. Wir haben hier also die angenehme Erscheinung, daß in einem Melissenbad das ätherische Öl durch die Haut hindurch seine Wirkungen im Organismus entfalten kann, ohne den Magen-Darm-Trakt zu belasten. Allerdings lassen sich Öl und Wasser nicht ohne weiteres mischen. Dies gilt auch für ätherische Öle. Außerdem sind sie so hoch konzentriert, daß sie verdünnt werden sollten; am besten mit Fettölen, die den Vorteil haben, gleichzeitig die Haut rückzufetten (▶ Rückfettung). Solche Fettöle sind zum Beispiel alle kaltgepreßten Pflanzenöle. Sie sind die *Basisöle,* in die man die ätherischen Öle hineinmischt.

Damit das Badeöl nicht auf dem Badewasser schwimmt, sondern mit ihm eine ▶ Emulsion bildet, brauchen wir einen Emulgator. Wir empfehlen als Kaltemulgator ▶ Mulsifan CPA und ▶ Oxypon 288.

Wenn Sie Badeöle verwenden, sollten Sie mit Seife sehr sparsam umgehen oder sie sogar ganz weglassen. Sie hinterläßt auf der Haut kein angenehmes Gefühl. Das Badeöl ist durchaus ein Seifenersatz mit Reinigungskraft; denn der Emulgator macht das Öl wasserlöslich, wodurch es in gewissen Grenzen auch den Schmutz löst.

▶ CS, Seite 87 ff.,
▶ HT 10, Seite 124 ff.

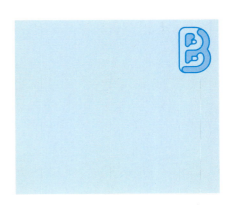

Balsam

Natürliche ▶ Harze, die in ▶ ätherischen Ölen gelöst sind. Balsame können auch selbsthergestellte Mischungen aus ▶ Ölen, Harzen und ▶ Wachsen sein, wie z. B. unser Propolis-Balsamstift (▶ Propolis).

▶ CS, Seite 91

Becherglas

Es hat eine hohe thermische Stabilität, um Laborzwecken zu genügen. Das heißt, Sie können es sogar auf die Herdplatte stellen, um darin etwas zu erwärmen. Ein weiterer Vorteil ist die Meßskala.

▶ Arbeitsgeräte

Behensäure

Gesättigte ▶ Fettsäure (festes Fett).

17

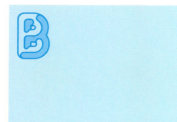

Benzoe (Siam)

Das ▶ Harz eines Baumes *(Styrax tonkinense)* aus Hinterindien. Der Baumsaft trocknet zu braunroten Körnern oder Platten. Benzoe riecht stark nach Vanille. 65 % der Bestandteile sind ein Gemisch, das hauptsächlich Coniferylbenzoat enthält. Außerdem enthält es ca. 12 % Benzoesäure und ca. 0,3 % Vanillin. Benzoetinktur wird mit Wasser oder Glycerin zum Schutz vor Hautreizungen angewendet. Vorsicht: kann allergen wirken.

Benzol

(chemische Formel: C_6H_6)
Eine leicht brennbare, farblose Flüssigkeit von charakteristischem Geruch.
Benzol wird als Beimischung von Motorkraftstoffen und z.B. als Ausgangsmaterial für die Herstellung von ▶ waschaktiven Stoffen, Insektiziden, Farbstoffen oder als Lösungsmittel für ▶ Wachse, ▶ Harze und ▶ Öle verwendet. Seit knapp 20 Jahren ist seine krebserregende Wirkung bekannt. Resorption durch die ▶ Haut kann bei längerer Einwirkung Blutungen in Haut und Zahnfleisch auslösen, Abnahme der weißen Blutkörperchen und Knochenmarksschädigung bewirken.
Benzol kann, durch Herstellungsverfahren bedingt, in kosmetischen Ausgangsstoffen enthalten sein. Es ist nicht immer einfach, diesen Verunreinigungen auf die Spur zu kommen. Bei der Auswahl unseres ▶ Gelbildners stießen wir auf das Problem, daß der marktführende Gelbildner, mit dem ausgezeichnete Produkte erzielt werden und der aus diesem Grund in einer Vielzahl von medizinischen und kosmetischen ▶ Gelen

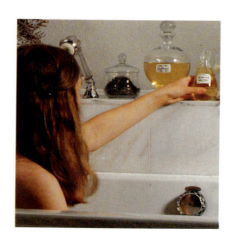

zu finden ist, mit Benzol verunreinigt ist. Daher machten wir uns auf die Suche nach einem guten, benzolfreien Gelbildner (▶ PN 73).

▶ Kohlenwasserstoffe, ▶ Sanfte Kosmetik

▶ SM, Seite 61

Bergamotteöl

▶ Ätherisches Öl, das aus den unreifen Schalen einer Citrusfrucht, der Bergamotte, gepreßt wird. Es enthält *Furocumarine,* die für die phototoxischen Eigenschaften des Öles verantwortlich sind. Das bedeutet, daß Bergamotteöl die Haut besonders lichtempfindlich macht. Man sollte es deshalb nicht kurz vor dem Sonnenbad verwenden, denn es setzt den Selbstschutz der Haut vor Sonnenstrahlen bis auf die Hälfte herab. Außerdem kann die Haut durch Lichteinwirkung fleckig werden. Mittlerweile gibt es Bergamotteöl, aus dem durch Vakuumdestillation die photosensibilisierenden Furocumarine entfernt sind.
Bergamotte ist ein typischer Bestandteil von ▶ Kölnisch Wasser.

▶ Duftstoffe, ▶ Parfüm,
▶ Riechstoffe

Betain

Betain (a und i getrennt gesprochen) ist ein äußerst mildes ▶ Tensid. Dieser Stoff kommt sogar in der Natur vor, zum Beispiel in Zuckerrüben. Vor 100 Jahren entdeckte es darin der deutsche Chemiker C. Scheibler. Er taufte es Betain nach dem lateinischen Begriff *beta* = die Rübe. Heute stellt man diesen Stoff synthetisch in verschiedenen Varianten her und hat damit eine der hautschonendsten Waschsubstanzen zur Verfügung. Er reizt fast überhaupt nicht die Augenbindehaut und empfiehlt sich deshalb besonders als Seifenersatz für Kinder.
Für Fachleute: Wir haben das Produkt *Tegobetain L7* gewählt. Es ist ein *amphoteres Tensid,* genauer ein *Kokosamidoalkylbetain* mit dem ▶ pH-Wert 5. Sicher sind auch vergleichbare Produkte anderer Firmen geeignet.
Tegobetain L7 besitzt eine 30%ige Konzentration an ▶ „waschaktiver Substanz" (WAS). Da viele im Handel erhältliche Waschmittel etwa 15%ige WAS enthalten, kann man es bei der Verwendung als Seife auf das Doppelte verdünnen. In unseren Rezepten geben wir die zuzufügende Wassermenge exakt an.
Es handelt sich um eine klare, fast geruchlose Flüssigkeit. Die Substanz läßt sich mit anderen Tensiden mischen; sie macht ein aggressiveres Tensid milder (▶ Zetesol).

▶ Rewoteric AM 2C/NM,
▶ Lamepon, ▶ Waschcreme

▶ CS, Seite 83 ff. und 119 ff.

Betain Z

Ein hochgereinigtes Betain und mildes Schaummittel, speziell für ▶ Zahnpasten. In geringen Mengen ungiftig.

Bienenwachs

schmilzt bei etwa 61–65 °C, und es ist in heißem ▶ Alkohol (Weingeist, Spiritus), Benzin, Aceton und sogar in ätherischen Ölen löslich. Das bedeutet, daß man Bienenwachs duftend machen kann, was man sich bei sogenannten Duftkerzen zunutze macht. Bienenwachs hat auch schon von Natur aus einen ganz charakteristischen Duft, der ebenfalls durch ätherische Öle hervorgerufen wird.
▶ Bienenwachs wird für ▶ Pflege- und ▶ Lippenstifte sowie für ▶ Kajalstifte als ▶ Konsistenzgeber verwendet und ist absolut ungiftig.
Bienenwachs ist hautfreundlich. Al-

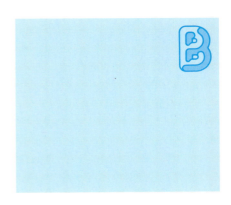

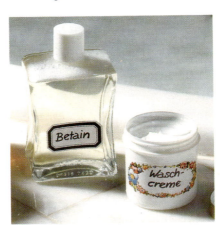

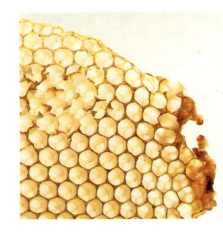

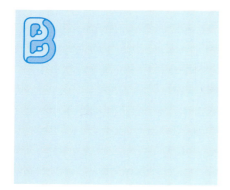

lerdings müssen sich bestimmte Allergiker vorsehen, weil Restbestände von Pollen enthalten sein können. Allergisch reagieren manche auch auf gebleichtes Bienenwachs, das wir in unseren Rezepten empfehlen. Wer damit Probleme hat, kann auch ungebleichtes nehmen. Evtl. ist sogar naturidentisches Bienenwachs vorzuziehen.

▶ Wachse

▶ SM, Seite 58 ff.

Bindegewebe

Aus Bindegewebszellen und Zwischenzellsubstanz bestehendes Körpergewebe.

▶ Haut

biologische Stoffe

▶ Sanfte Kosmetik

Birkenextrakt/-zellsaft

Als Wirksubstanz der Birke werden sowohl der *Baumsaft* verwendet, der im Frühjahr abgezapft wird, als auch der *Sud* oder ein *Extrakt aus Birkenblättern*.
Wenn Sie im Garten eine Birke haben, können Sie im Frühling diesen Saft sogar selbst ernten. Sofern Sie es fachmännisch machen, leidet der Baum nicht darunter.

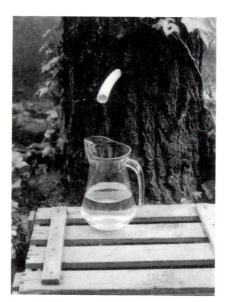

So wird Birkensaft gewonnen.

Leider hält sich dieser Saft unkonserviert nicht lange. Sie können ihn aber in einer Plastikflasche (bitte keine Glasflasche verwenden) in der Tiefkühltruhe einfrieren.
Die Wirkung von Birkensaft ist umstritten. Kosmetiker trauen ihm zu, den Haarwuchs anzuregen, für Pharmazeuten ist er kaum mehr als Zukkersaft. In Birkenblätter-Extrakt ist der Gehalt an ▶ ätherischen Ölen, Gerbstoffen usw. höher.

▶ SM, Seite 141

Bisabolol

▶ alpha-Bisabolol

Blau

▶ Farbpigment.
Index-Nr.: 77007
Farbbezeichnung: C Blau 16
Anorganisches, mineralisches Pigment. Nicht wasserlöslich. Eine Verbindung von Aluminium und Natrium in Kieselsäure. Kommt in der Natur als Halbedelstein vor (Lapislazuli). Synthetisch hergestellt nennt man den Stein Ultramarin. Kommt in unterschiedlicher, besonders aber violetter Färbung vor.

Anwendung: Vor allem für Augen-make-up-Puder. Keine Anwendungs-Beschränkungen.

▶ SM, Seite 48

„Blaue Liste"

Auf Initiative einer Gruppe von Wissenschaftlern – darunter vor allem Prof. Dr. F. H. Kemper, Prof. Dr. H. Ippen, Prof. Dr. K. H. Schulz in Zusammenarbeit mit Dr. H. P. Fiedler – ist eine Blaue Liste entstanden, die vorerst nur ▶ Konservierungsmittel und Sonnenschutzfilter (▶ UV-Filter) unter die Lupe genommen hat. Dort werden alle in Frage kommenden Stoffe einzeln aufgelistet, nach chemischen Eigenschaften, mit ihrer Formel, aber auch nach exakten Bezeichnungen und im Hinblick auf mögliche Wirkungen auf die Haut beschrieben. Besonders wichtig ist, daß aus der Liste toxikologische Klassifikationen – das heißt, solche nach Giftigkeit – zu entnehmen sind. Jeder Stoff hat eine Kennzeichnungsnummer erhalten; einen Code, der es zumindest dem Arzt ermöglicht, seine Allergie-Patienten vor bestimmten Produkten zu warnen. Diese Code-Nummer soll demnächst auf den Packungen kosmetischer Produkte aufgedruckt sein; und zwar ähnlich, wie heute schon die E-Nummer auf Lebensmitteln. Später sollen auch die Farbstoffe für Haut und Haare sowie Antioxidantien aufgelistet werden.

▶ Kosmetikverordnung,
▶ Kosmetische Färbemittel,
▶ Parsol MCX, ▶ SoFiO Super,
▶ SoFiO, ▶ SoFiW

Blauholz

Natürlicher, blauer Farbstoff aus dem Holz eines in Mexiko beheimateten Baumes (Campechianom). Es ist leider nicht harmlos, was nur wenige wissen. Es hat vor allem mutagene Eigenschaften, das heißt, es kann Erbanlagen von Zellen beeinflussen, was beim Embryo zu Mißbildungen führen kann. Irrtümlicherweise wird es immer wieder zum Ostereier-Färben empfohlen, was eigentlich verboten ist.

▶ SM, Seite 38 f.

Blei

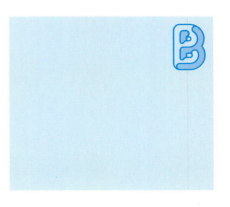

Chemisches Symbol: Pb (von lat.: plumbum). Ein ▶ Schwermetall. Blei und seine Verbindungen sind giftig. Sie können durch Einnahme, Inhalation oder Hautresorption in den Körper gelangen. Akute Bleivergiftungen sind relativ selten. Gefährlicher ist die fortgesetzte Aufnahme kleinerer Mengen; denn es wird kaum ausgeschieden, sondern zum größten Teil in den Knochen, Zähnen und Haaren gespeichert. Die resultierende „Bleikrankheit" geht mit Müdigkeit, Appetitlosigkeit, Kopfschmerzen, Anämie (Blutarmut) und Muskelschwäche einher. Kinder scheinen gefährdet hinsichtlich ihrer geistigen Entwicklung.

Viele Bleiverbindungen sind heute für Gebrauchsgegenstände und auch in Kosmetika verboten; allerdings sind bis heute in manchen Farben Bleiverunreinigungen enthalten. Bei der Auswahl von ▶ Farbpigmenten haben wir darauf besonders geachtet. Früher hat man nichtsahnend giftige Bleisalze wie Bleiglanz (Bleisulfid), eine grau glänzende, und Bleiweiß (basisches Bleicarbonat), eine weiße Substanz, sogar pur zum ▶ Schminken benutzt.

▶ sanfte Kosmetik, ▶ Titanweiß

▶ SM, Seite 44

Bleichen (der Haare)

▶ Blondieren

Blondieren (der Haare)

Die radikalste chemische Haarbehandlung ist das Blondieren, also das mehr oder weniger starke Aufhellen der natürlichen Haarfarbe, weshalb es auch als Bleichen bezeichnet wird. Man erreicht das, indem man mit Hilfe von Chemikalien an die Haarpigmente herangeht, die in der Schicht mit den Fibrillen (▶ Haar) sitzen. Um an diese Faserschicht zu kommen, muß zunächst die gesunde, glatt anliegende und schützende Schuppenschicht (▶ Haar) geöffnet werden. Das erreicht man durch eine stark ▶ alkalische Behandlung. Dabei quellen die Haare auf, und die Schuppenschicht spreizt sich vom Haarschaft ab. Die Chemikalien dringen nun ungehindert in die Faserschicht vor und zerstören dort die Farbpigmente. Die natürliche Haarfarbe wird heller. Gleichzeitig lockert sich aber auch die gesamte Faserstruktur des Haarschaftes. Das Haar ist nun – darüber muß man sich im klaren sein – strukturgeschädigt. Diese Tatsache kann auch eine anschließende ▶ Haarkur nicht mehr vollständig aus der Welt schaffen. Die Haarkur glättet zwar das Haar von außen, sie kann aber die veränderte Faserstruktur nicht „reparieren". Erst das nachwachsende Haar ist dann wieder ganz unbeschädigt. Sie brauchen also keine Angst vor Dauerschäden zu haben.

▶ Bleichen, ▶ Haarfärben,
▶ Haarkur, ▶ Haartönen

▶ CS, Seite 143

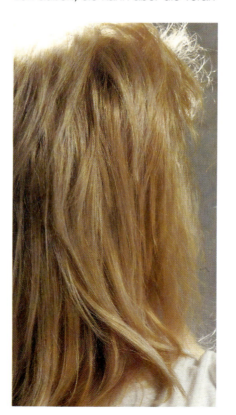

Bolus (alba)

ist ein Tonerdesilikat, welches zur Herstellung von Porzellan verwendet wird. In der Kosmetik wird es industriell als Puderbestandteil benutzt.

▶ Puder

Borax

(chemische Formel: $Na_2B_4O_7 \cdot 10\ H_2O$; Natriumtetraborat mit Anlagerung von 10 Wassermolekülen). In der Natur kommt Borax als große, meist weiße, seltener blaue, graue oder grüne Kristalle vor.
Früher wurde es in der Kosmetik als antimikrobiell wirkendes Emulgierhilfsmittel, als Zusatz von Seifen, in Pudern gegen fettige ▶ Haut und in Hautpflegemitteln allgemein eingesetzt. In der neuen Fachliteratur wird es abgelehnt, denn neben den bereits bekannten Wirkungen von innerlicher Boraxvergiftung haben

sich, besonders bei Kleinkindern, Vergiftungserscheinungen durch die Aufnahme von Borax durch die Haut gezeigt. Es traten Anämie (Blutarmut), Kollapsneigung und Nierenschädigungen auf.

▶ Sanfte Kosmetik

Bräunungsmittel (ohne Sonne)

Wir wissen heute, daß die Haut durch intensive Sonnenbestrahlung nicht nur wesentlich schneller altert, sondern möglicherweise auch krebsgefährdet ist. Vor allem den Alterungsprozeß können Sonnenschutzpräparate nur begrenzt verzögern. Deshalb empfehlen Hautärzte den Menschen, die auf eine permanent gebräunte Gesichtshaut nicht verzichten wollen, dies mit Selbstbräunungssubstanzen zu tun.
Farbstoffe zum Einnehmen, die die Haut von innen her braun färben, wie ▶ Karotin oder Betakarotin, sind nicht zu empfehlen. Vom früher auch verwendeten Canthaxanthin raten wir ab, weil es Nebenwirkungen gezeigt hat. Es bildet Kristalle im Augenhintergrund, die allerdings nach Absetzen des Präparates verschwinden. Besser sind Selbstbräunungssubstanzen, die von außen auf die Haut aufgetragen werden und sie nach einigen Stunden bräunen.

Sehr wirkungsvoll, praktisch ungiftig und hautfreundlich ist *DHA Dihydroxyaceton*. Dieser Stoff kommt in kleinen Mengen sogar im Organismus des Menschen selbst vor. Er entsteht beim Stoffwechsel der Kohlenhydrate. Das Braunwerden der Zähne ist u. a. darauf zurückzuführen. DHA ist ein Kohlenhydrat, das mit den Zuckern verwandt ist. DHA wird in normale Cremes eingearbeitet und färbt die Haut durch Reaktion mit den ▶ *Keratinzellen* der oberen Hautschicht (Oberhaut). Es bildet sich ein dem Bräunungspigment ▶ *Melanin* ähnlicher Stoff; ein sogenanntes *Melanoid*. Durch Waschen mit Wasser und Seife ist die Tönung nicht zu beseitigen. Sie färbt deshalb auch nicht an der Wäsche ab. Nur mit Aceton läßt es sich entfernen. Vor Aceton müssen wir allerdings warnen: es ist hautschädlich.
Die Bräunung wird nach 3 Tagen schwächer, wenn nicht eine Auffrischung erfolgt. Nach 8 bis 15 Tagen verschwindet sie völlig.
DHA muß trocken und gut verschlossen im Kühlschrank aufbewahrt werden. Es darf in Cremes u. a. nicht zusammen mit ▶ *Proteinen* wie ▶ *Kollagen*, ▶ *Desamidokollagen*, ▶ *Proteinpulver*, ▶ *Hearquat* usw. verarbeitet werden, weil es diese ebenso bräunen würde wie das Hauteiweiß. Der pH-Wert der fertigen Zubereitung soll zwischen 5–6 liegen.

▶ SM, Seite 123 ff.

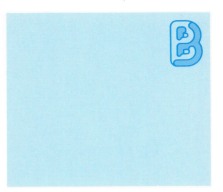

Bräunungszeiten

Wenn Sie längere Zeit nicht in der Sonne waren – zum Beispiel nach Winter und Frühjahr – und Ihr erstes Sonnenbad nehmen wollen, dann sollten Sie die in der Tabelle angegebenen Zeiten nicht wesentlich überschreiten.
Allerdings handelt es sich dabei um Zeiten bei praller Mittagssonne und glasklarem Himmel, wenn die Sonne im Zenit steht, also steil vom Himmel scheint. In der Nachmittagssonne kann man diese Zeit verdoppeln, gegen Abend sogar verdreifachen. (Tabelle auf Seite 24)

Tag	Min.	SF
1.	10	ca. 1,4
2.	15	ca. 2
3.	20	ca. 3
4.	30	ca. 4
5.	40	ca. 5,5
6.	55	ca. 7,5
7.	75	ca. 10
Woche	Std.	SF
1.	1¼	ca. 10
2.	4	ca. 30
3.	10	ca. 70–100

SF = natürlicher Sonnenschutzfaktor

Die Haut bildet von Tag zu Tag einen steigenden natürlichen Sonnenschutz – wir nennen ihn hier einmal, wie die Kosmetikindustrie, ▶ „Sonnenschutzfaktor" (SF). Schon nach dem ersten Sonnentag steigt er von 1 auf 1,4. Das liegt daran, daß die Haut sich leicht rötet und die ▶ Lichtschwiele sich aufzubauen beginnt. Am 2. Tag steigt der SF bereits auf 2 usw.

Selbstverständlich können Sie den natürlichen Schutz durch Sonnenschutzcremes noch verstärken. Dann können Sie die in der Tabelle ausgewiesenen Zeiten mit dem auf der Packung der Creme angegebenen Sonnenschutzfaktor multiplizieren. Hier ein Beispiel: Sonnenbadezeit (am zweiten Tag): 15 Minuten, Sonnenschutzfaktor der Creme: 6. Sie können dann 6 × 15, also 90 Minuten in der Sonne bleiben.

Unabhängig davon sollte man sich auch dann mit einer Sonnenschutzcreme einreiben, wenn die Haut bereits angepaßt ist. Diese Sonnenfiltersubstanzen blockieren nämlich die langfristig gefährlichen UVB-Strahlen, lassen aber die bräunenden UVA-Anteile durch. Die Haut wird dadurch geschont.

▶ Hobbythek-Buch 8 (Bauanleitung für einen elektronischen Strahlungsmesser mit automatischer Bräunungszeitangabe).

▶ Sonnenbaden, ▶ Sonnenbrand, ▶ Sonnenschutz(faktor), ▶ Sonnenschutz-Creme/-Milch, ▶ UV-Strahlung

▶ CS, Seite 77

Braun

▶ Farbpigment zur Mischung in ▶ Make-up und andere Kosmetika. Eine Mischung von ▶ Rot und ▶ Schwarz.

▶ SM, Seite 49

Brennesselextrakt

Der Saft der Brennessel hat als Frischpflanzenextrakt oder als Extrakt durchblutungsfördernde Wirkung. Deshalb soll er haarwuchsfördernd sein, was wir mit allem Vorbehalt hier weitergeben. (Rezepte Haarkosmetik: ▶ SM, Seite 145, 149. Brennessel in der Hautkosmetik: ▶ Pflanzenextrakte.) Bei Empfindlichkeit ▶ Allergie-Test machen.

▶ Extrakt

▶ SM, Seite 141

Brunnenkresse

▶ Pflanzenextrakte

Cadmium

Chemisches Symbol: Cd; ein ▶ Schwermetall.
Als natürliches Vorkommen in der Erdrinde gehört es mit seinen Verbindungen eher zu den selteneren Metallen, obwohl es als Spurenverunreinigung in vielen anderen Metallverbindungen vorkommt (▶ Naturfarben, ▶ sanfte Kosmetik, ▶ SM, Seite 44). Die Cd-Verteilung auf der Erdoberfläche ist eine Folge der Luftverunreinigung durch Industrieanlagen, Müllverbrennungsanlagen, Braunkohlekraftwerke.
Daraus ergibt sich, daß der Mensch heute täglich Cadmium mit Nahrung und Wasser, Raucher zusätzlich über den Tabak, aufnimmt. Besonders bedenklich erscheint dabei die Anreicherung in Leber und Nieren. Erst 1979 wurde auf die möglicherweise krebserregende Wirkung hingewiesen. Chronische Vergiftungen machen sich durch Veränderung der Geruchswahrnehmung, Gelbfärbung der Zahnhälse, Anämie (Blutarmut), Wirbelschmerzen, in fortgeschrittenem Stadium durch Knochenmarksveränderungen und Knochenerweichung bemerkbar.
Die Verwendung der herrlichen Farben, die Cadmium in seinen Verbindungen bildet, für kosmetische Zwecke verbietet sich somit von selbst. Allerdings wird es für Lacke, gefärbte Kunststoffe usw. nach wie vor verwendet.

▶ sanfte Kosmetik

▶ SM, Seite 44

Calciumcarbonat

Kreide. Chemische Formel: $CaCO_3$. Weißes Pulver oder Kristalle. In Wasser und Lösungsmittel praktisch unlöslich. Die gefällte Qualität wird in der Kosmetik vorzugsweise als Putzkörper in ▶ Zahnpasten eingesetzt. Völlig unschädlich.

Canthaxanthin

▶ Bräunungsmittel mit schädlichen Nebenwirkungen.

▶ Karotin

Carnaubawachs

stammt von einer besonderen, nur in Südamerika (Brasilien) wachsenden Palme. Dort schützt es die Oberfläche der jungen Blätter vor dem Austrocknen. Es ist ein sehr hartes ▶ Wachs, das erst bei 82 bis 86 °C schmilzt. Carnaubawachs ist wie ▶ Bienenwachs ungiftig und hautfreundlich.
Bei kosmetischen Produkten entwickelt Carnaubawachs hervorragende

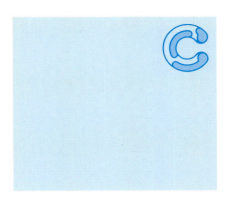

Eigenschaften vor allem in ▶ Lippenstiften und ▶ Mascarastiften. Hier sorgt es für Stabilität selbst bei sommerlicher Hitze. Wir empfehlen die helle Qualität, weil sie die Lippenstiftfarbe am wenigsten beeinflußt.

▶ SM Seite 59 u. 89 ff.

Carotinöl

Karotin, ▶ Karottenöl

Cellulose

Unverdaulicher Bestandteil von Pflanzen (Ballaststoff). Außerdem ▶ natürlicher Gelbildner, löslich in kaltem Wasser.

25

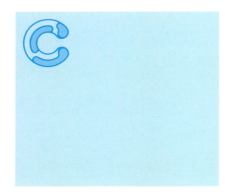

Cetylalkohol

ist ein ▶ Konsistenzgeber und hat mit normalem Trinkalkohol nicht viel zu tun – man kann davon auch nicht beschwipst werden. Cetylalkohol ist außerdem nicht flüssig, sondern fest und wachsartig. Chemisch gesehen ist er aber ein weitläufiger Verwandter des trinkbaren ▶ Alkohols; daher der Name. Er gehört zur Gruppe der sogenannten Fettalkohole. Auch im natürlichen ▶ Walrat ist er enthalten. Schon 2% Cetylalkohol machen eine Creme relativ fest.
Außerdem zeigt der Cetylalkohol eine kosmetische Wirkung; er macht die Haut schön weich. Vor allem in ▶ Haarkuren und ▶ -spülungen hat er sich bewährt, ebenso in der ▶ Waschcreme. Er wirkt übrigens gleichzeitig stabilisierend auf die ▶ Emulsion, d. h., er unterstützt ein wenig den ▶ Emulgator.

▶ CS, Seite 41

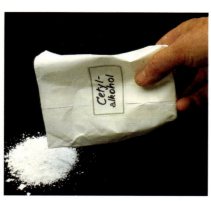

Chemische Haartönungsfarben

▶ Haartönungsfarben, künstliche

Chinolingelblack

▶ Gelb

Chlor-Fluor-Kohlenwasserstoffe

▶ Fluor-Chlor-Kohlenwasserstoffe

Chlorophyll

Organischer ▶ Farbstoff.
Der grüne Farbstoff ist in den Blättern von Pflanzen zu finden. Dort dient er zur Umwandlung von Sonnenenergie in Wachstumsenergie. In Kosmetika wird er umstritten als Deodorant eingesetzt oder zum Einfärben von Produkten. Er ist als ▶ Lebensmittelfarbstoff zugelassen.

▶ SM, Seite 38

Cholesterin

Wichtiges, in allen tierischen Geweben vorkommendes Sterin. Dieses ist ein kompliziert gebauter (aromatischer) ▶ Alkohol, der in jeder tierischen und pflanzlichen Zelle vorhanden ist.
Im ▶ Hydrolipidmantel der menschlichen Haut erfüllt es ▶ Emulgatorfunktion.

Cochenille

▶ Karmin

Coldcreme

Coldcreme eignet sich besonders gut als *Nachtcreme,* da sie einen relativ hohen Fettanteil besitzt. Zu ihrem seltsamen Namen Coldcreme (cold = kühl) ist sie gekommen, weil sie auf der Haut angenehm kühl wirkt. (Rezepte ▶ CS, Seite 30 ff.)

Collagen

▶ Kollagen

Conditioner Shampoo

▶ Haarwaschmittel mit Filmbildnern (▶ Quat), die die ▶ Substantivität der Haare verbessern.

Creme

Im Prinzip besteht jede Creme und Körpermilch aus Fettbestandteilen und Wasser (▶ Fettphase, ▶ Wasserphase). Hinzu kommt ein ▶ Emulgator, damit Fett und Wasser sich mischen (▶ Emulsion). Zusatzstoffe und Wirkstoffe in unterschiedlichen Mengen und Zusammensetzungen ergeben die diversen Cremes für jeden ▶ Hauttyp.

Die flüssigere ▶ Körpermilch entsteht durch entsprechend veränderte Mengen einzelner Zutaten, nicht aber dadurch, daß einfach mehr Wasser untergerührt würde.

▶ CS, Seite 54 ff., 60 ff.

Cremebaukasten der Hobbythek

Eine ▶ Creme bzw. ▶ Körpermilch besteht stets aus einer ▶ Fettphase und einer ▶ Wasserphase, die zu einer ▶ Emulsion verarbeitet werden. Mit dem besonderen Trick der Hobbythek, die Fettphase getrennt anzurühren und aufzubewahren, haben wir mehrere Fliegen mit einer Klappe geschlagen:

Da die Fettphase auf Vorrat in größerer Menge hergestellt wird, müssen keine kleinsten Mengen abgewogen werden, wozu teure Waagen benötigt würden. Wenn Sie keine ▶ Konservierungsmittel verwenden wollen, können Sie jeweils nur einen Teil der vorbereiteten Fettphase, die sich im Kühlschrank längere Zeit hält, mit der entsprechenden Menge ▶ destilliertem Wasser zu einer kleineren Menge Creme oder Milch verarbeiten. Diese können Sie dann in kurzer Zeit verbrauchen. Der Arbeitsaufwand beträgt wenige Minuten. Außerdem können Sie jedes Mal die Zuta-

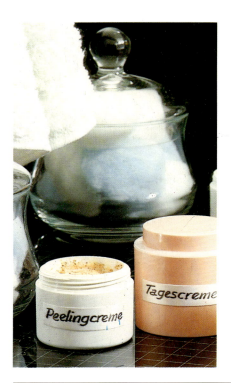

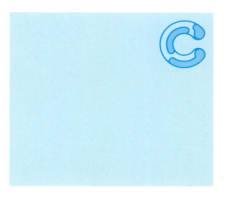

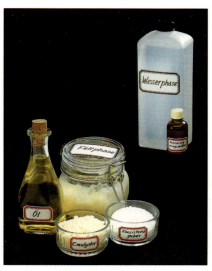

Bestandteile unseres „Cremebaukastens"

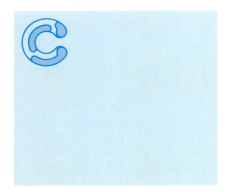

ten für die ▶ Wasserphase variieren und so neue Rezepte ausprobieren.

▶ Creme-/Milchzubereitung

▶ CS, Seite 59 ff.,
▶ Rezepte CS, Seite 60 ff.

Creme-Make-up

Das vorherige Auftragen einer Pflegecreme erübrigt sich, da sie in diesem Make-up bereits enthalten ist.
Man unterscheidet:
1. Getönte Tagescreme mit geringem ▶ Pigmentzusatz, die nicht deckt, sondern die Haut nur tönt.
2. Transparentes Make-up, welches mehr ▶ Pigmente enthält, jedoch auch noch dezent wirkt.
3. Deckendes Creme-Make-up, das zusätzlich ▶ Maisstärke enthält.

Die Maisstärke läßt die Haut wesentlich matter erscheinen, ist also besonders auch für fette Haut geeignet. Wichtig für die Deckkraft des Make-up ist außerdem, wieviel ▶ Titanweiß sich in der Farbpigmentmischung befindet. Eine helle Mischung enthält mehr Weiß und deckt dadurch stärker als eine dunklere Pigmentmischung.

▶ Glitzer Make-up, ▶ Make-up

▶ SM, Seite 19 ff., 78 f., 81

Creme-/Milchzubereitung der Hobbythek

Jede Creme bzw. Milch besteht aus zwei Teilen: der ▶ Fettphase und der ▶ Wasserphase.
Alle Fettbestandteile – wozu auch der ▶ Emulgator gehört – werden gemeinsam aufgeschmolzen. Von der so gewonnenen Fettphase – ob gerade hergestellt und noch flüssig oder als Vorrat im Kühlschrank gelagert und fest – nehmen Sie eine kleine Menge, gerade so viel, wie Sie glauben, in den nächsten 8 Tagen verbrauchen zu können. Wir empfehlen 10 g pro Person; das ergibt später fertig vermischt je nach Wassergehalt 30 bis 40 g Creme oder 50 g Milch.
Zur Vorbereitung der Wasserphase: Suchen Sie sich ein Rezept für eine Creme aus. Dort steht, wieviel destilliertes Wasser oder Wasser mit Konservierungsstoff (▶ Aqua conservans) Sie benötigen. Der einzige Zusatzstoff, der mit dem Wasser erhitzt wird, ist ▶ Elastin; er kommt – sollten Sie sich dafür entscheiden – in die heiße Wasserphase.
Erhitzen Sie Wasser und Fettphase getrennt, fangen Sie mit dem Wasser an, da es zum Erwärmen länger braucht als das Fett.
Wenn Fett und Wasser etwa 65 bis 70 °C haben, nehmen Sie beide Gefäße vom Feuer und beginnen mit dem Löffelstiel oder Glasstab in dem Fett zu rühren und tropfen währenddessen vorsichtig ein paar Tropfen Wasser in das Fett.
Sehr wichtig ist, daß Sie stets das *Wasser in das Fett tropfen, nie umgekehrt.* Nach den ersten Tropfen Wasser, die Sie in das Fett gegeben haben, gießen Sie unter ständigem Rühren langsam in feinem Strahl das restliche Wasser dazu. Das vorher durchsichtige, klare Fett wird dabei milchig und dickt – je kälter es wird – immer mehr an. Sie dürfen jetzt *nicht aufhören zu rühren, bis die Creme handwarm ist.* Erst dann dürfen Zusatzstoffe wie ▶ Fibrostimulin, ▶ Hyalumuco, ▶ Kollagen, ▶ Kräuterextrakte, ▶ Vitamine, ▶ ätherische Öle, ▶ Parfüm hineingerührt werden.

▶ Cremebaukasten,
▶ kaltgerührte Cremes.

Einzelheiten ▶ CS, Seite 54 ff.

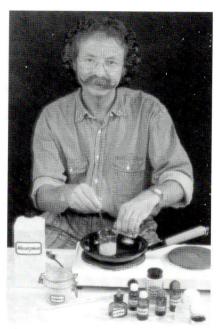

Getrennt erwärmte Fett- und Wasserphase müssen gut miteinander im Wasserbad gemischt werden.

Cremespülung (für die Haare)

Nach dem Waschen lassen sich die nassen Haare nur sehr schwer kämmen. Meist haben sie vom Shampoo auch eine negative Ladung (▶ „fliegende Haare"). Sobald eine Cremespülung aufs Haar aufgetragen wird, legen sich positiv geladene Teilchen als feiner Film an das Haar und klammern sich daran geradezu fest. Dieser Film hält mindestens bis zur nächsten Haarwäsche. Auf rauhem und geschädigtem Haar haften die Teilchen besonders gut.

▶ Haarkur, ▶ Quat, ▶ Weichspülung

▶ SM, Seite 145 ff.

Croquat L

CTFA-Bezeichnung: Laurdimonium Hydrolized Animal Collagen. Ein ▶ Kollagenhydrolysat mit ▶ Quat – ein sogenannter Filmbildner –, das dem Shampoo zugesetzt wird und ▶ „fliegende" Haare verhindert. Hierbei besteht keine Gefahr der ▶ Nitrosaminbildung. Es wurde in das Shampoo oder in die Haarkur gegeben. Wegen Lieferschwierigkeiten wurde es ersetzt durch ▶ Haarquat, ein vergleichbares Mittel.

▶ CS, Seite 123

Crotein C

Handelsbezeichnung für ein ▶ Eiweißhydrolysat. Es wurde als Zusatz für Cremes und Waschsubstanzen empfohlen. Wegen Lieferschwierigkeiten verwenden wir es nicht mehr und setzen statt dessen ▶ Proteinpulver ein. Crotein ist ein Pulver und bildet gelöst als sogenannter Filmbildner einen leichten Film auf Haut und Haar.

▶ Nutrilan L

▶ CS, Seite 85

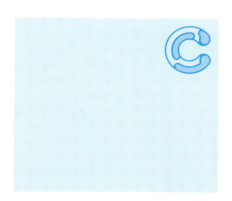

CTFA

Cosmetic **T**oiletry **F**ragrance **A**ssociation. Ein Verband der amerikanischen Kosmetikindustrie. Er hat Rohstoffe und Kosmetika normiert und klassifiziert.

Curcuma

Ein aus der Curcumawurzel gewonnener gelber Farbstoff. Wird als Gewürz und Speisefarbe verwendet.

▶ SM, Seite 38 f.

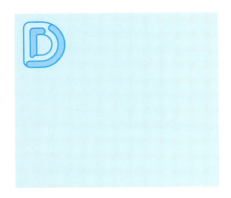

DAB

Abk. für *Deutsches Arzneibuch*. Es enthält Bestimmungen zur Herstellung von Arzneimitteln bzw. Stoffen, die in Arzneien verwendet werden dürfen, sowie Prüfvorschriften.
In der Kosmetik werden viele Stoffe eingesetzt, die dem DAB entsprechen. Auf den Verpackungen der jeweiligen Substanzen findet man dann Hinweise wie: DAB 7, DAB 8, DAB 9; wobei die nachgestellte Zahl jeweils die Fassung des Deutschen Arzneibuches angibt, auf die sich das Herstellungs- und Prüfverfahren dieser Substanz bezieht. Z. Zt. gilt DAB 9.

Dauerwelle

Bei der Dauerwelle wird sehr tief ins Haar eingegriffen. Etwa 70% der Strukturen im Haar werden bei der Dauerwelle zunächst durch chemischen Einfluß gelöst, von denen sich beim anschließenden Fixieren nur noch 70% zu neu geordneten Strukturen verbinden. 30% bleiben also unverbunden. Die Haare haben dann zwar die Form erhalten, die man ihnen mit Hilfe der Dauerwellwickler zugedacht hat; die innere Struktur des Haares bleibt aber gestört.

Daß die Haare nach einer Dauerwelle nicht mehr die natürliche Elasti-

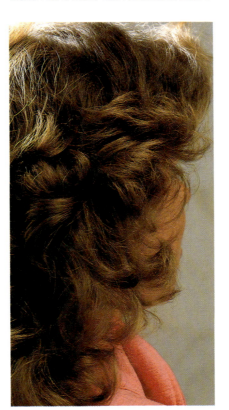

zität und Spannkraft haben, erklärt sich aus der oben beschriebenen Zerstörung der Struktur. Deshalb sollte man jeden Bereich des Haarschaftes nur einmal dauerwellen. Wiederholt man die Dauerwellenbehandlung am gleichen Haar, so werden die Haare dadurch immer schwerer frisierbar.

Beim Dauerwellen, ▶ Blondieren und ▶ Färben sollte man darauf achten, daß man sie nur bei *ungewaschenen* Haaren vornimmt. Der natürliche Talgfilm (▶ Talg) auf der Kopfhaut übernimmt dabei eine wichtige Schutzfunktion. Er verhindert, daß Chemikalien allzu stark in die unter der Kopfhautoberfläche sitzenden Haarfollikel eindringen und dort großen Schaden anrichten können.

▶ Haarkur

▶ CS, Seite 144 f.

Deckweiß

▶ Titanweiß

Deodorants

sind Mittel, die die Bildung von Schweißgeruch verringern oder sogar verhindern können. Eingesetzt werden antimikrobiell wirkende Stoffe, die mit Parfümkompositionen kombiniert werden. Die von der Industrie entwickelten bakterientötenden Deomittel sind oft bedenklich. Hexachlorophen und Dichlormethylxytol sind seit 1987 in Deutschland verboten. Viele andere, keineswegs problemlose Chemikalien werden verwendet, weil sie nicht ausdrücklich verboten sind. Deshalb empfehlen wir selbsthergestellte Deodorants aus ▶ Alkohol mit ▶ Salbeiöl oder ▶ Farnesol, einem hautfreundlichen Deowirkstoff.

Desamido-Kollagen

Wird in einem Spezialverfahren aus Rinderhaut gewonnen. Ein ebenfalls natives ▶ Kollagen, das wesentlich preiswerter ist als das normale, aus junger Kälberhaut gewonnene Kollagen. Desamido-Kollagen wird als ▶ Feuchtigkeitsmittel in Cremes verwendet. Es ist ein ▶ Protein und muß im Kühlschrank aufbewahrt werden. Es darf nicht über 30 °C erhitzt werden. Nicht zusammen mit ▶ Dihydroxyaceton verwenden. Zubereitungen mit Proteinen müssen stets konserviert werden.
Es ist konserviert mit 0,4% ▶ PHB-Estern, in Phenoxyethanol gelöst, sowie 0,15% Natriumbenzoat.

▶ CS, Seite 46

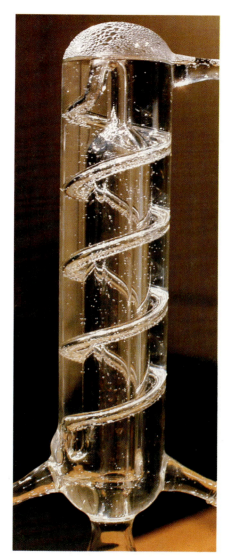

Der Destillierapparat der Hobbythek. Er ist billig, kommt ohne Stativ aus und leistet mehrere Destillationsvorgänge in einem Durchgang.

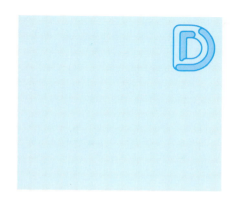

Desinfektion

Deutsche Worte dafür sind: Entseuchung, Entkeimung.
Desinfektion ist die Abtötung oder Inaktivierung aller Krankheitserreger (Bakterien, Viren, ...) entweder mit chemischen Mitteln (Desinfektionsmitteln) oder mit physikalischen Verfahren (Desinfektionsapparaten). Geeignet zur Haut- und Händedesinfektion sind z. B. 80%iger ▶ Ethanol (Äthylalkohol) oder 70%iger ▶ Isopropanol (Isopropylalkohol). ▶ Sterilisation

Destillation

Verfahren, das u.a. zur Gewinnung von ▶ ätherischem Öl aus Pflanzen angewendet wird.
Bei der Destillation wird eine Flüssigkeit gekocht. Die sich bildenden Dämpfe steigen auf, werden durch einen Kühler geleitet, in dem die

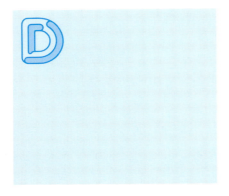

Dämpfe kondensieren, das heißt sich wieder verflüssigen. Leichter flüchtige Substanzen, wie ätherische Öle, steigen früher auf und kondensieren als schwerer flüchtige, wie Wasser. Durch mehrere Destillationsvorgänge kann man die flüchtigen Stoffe immer stärker konzentrieren.

▶ Wasserdampfdestillation

▶ HT 10, Seite 135 ff.

Destilliertes Wasser

Durch ▶ Destillation gereinigtes Wasser. Es wird im chemischen Labor zu analytischen Zwecken oder auch zur Herstellung von Kosmetika benutzt. Für besondere Zwecke wird destilliertes Wasser erneut destilliert; man nennt es dann bidestilliertes Wasser.

▶ Entmineralisiertes Wasser,
▶ Wasser

DHA Dihydroxyaceton

▶ Bräunungsmittel (ohne Sonne)

Digestion

Verfahren zur Gewinnung von Wirksubstanzen aus ▶ Kräutern. Es unterscheidet sich von der ▶ Mazeration lediglich durch die höhere Temperatur beim Auslaugen mit Hilfe von Wasser, Alkohol, Wein, Essig, Öl usw. Die Temperatur liegt bei der Digestion bei maximal 50 °C. Der beste Temperaturbereich ist 35 bis 40 °C. Eine allzu hohe Temperatur schadet den Wirkstoffen.

▶ HT 10, Seite 95

Dioxan

Das wichtigste ist das 1,4-Dioxan. Andere chemische Namen dafür sind Diethylendioxid und Tetrahydro-1,4-Dioxan. Es darf aber nicht mit dem ▶ Dioxin aus dem Sevesogift verwechselt werden.
Es ist eine farblose, brennbare, etwas ölige, angenehm riechende Flüssigkeit. Durch Einatmung oder Aufnahme durch die Haut in größeren Konzentrationen wirkt es leber- und nierenschädigend, narkotisch und schleimhautreizend; außerdem steht es in Verdacht, krebserregend zu sein.

Im kosmetischen Bereich machte die Verbindung von sich reden, weil sie als Verunreinigung durch Herstellungsverfahren in Haarshampoos gefunden wurde. Diese Verunreinigungen stammten aus den in den käuflichen Produkten enthaltenen ▶ Äthersulfaten. Allerdings sind bei Mengen unter 20 ppm keine Schäden zu erwarten.

Dioxin

Bezeichnung für bestimmte Ringsysteme der organischen Chemie, die 2 Sauerstoffatome (O) in einem Ring enthalten.
Ein Beispiel dafür ist das TCDD: 2, 3, 7, 8-Tetrachlordibenzo-1,4-dioxin.

Dieses Dioxin wird oft *Sevesodioxin* genannt, weil es bei einem Betriebsunfall 1976 in Seveso in einer Menge von ca. 135 g freigesetzt wurde und großen Schaden anrichtete. Es ist eine hochgiftige, sogenannte Chlorakne und Mißbildungen verursachende, krebserregende Substanz.
Sie wird hier genannt, weil sie immer wieder mit der in der Kosmetik in Erscheinung getretenen Verbindung ▶ Dioxan verwechselt wird, damit aber nichts zu tun hat.

Distelöl

▶ Safloröl

DNS

(engl.: DNA)
Abk. für Desoxyribonukleinsäure. Sie ist Träger des Erbgutes (der genetischen Information) in den Chromosomen des Zellkerns. In unterschiedlicher Zusammensetzung kommen Desoxyribonukleinsäuren in den Zellen aller Lebewesen und Pflanzen vor.
DNS Vegetale wurde als das Zauberwort eines Kosmetikkonzerns in dessen Werbekampagnen mißbraucht. Hier wurde pflanzlicher DNS als ▶ Wirksubstanz für menschliche ▶ Haut wissenschaftlich nicht haltbare Wirkungsweise zugeschrieben.

▶ SM, Seite 27

D-Panthenol

gehört zur Gruppe der B-▶Vitamine und ist wasserlöslich. Der Oberbegriff heißt *Pantothensäure*. Der in der Kosmetik verwendete Wirkstoff heißt *D-Panthenol*, ist farblos klar, ziemlich dickflüssig bis klebrig und kann bei längerer Lagerung fest werden. Deshalb gibt es D-Panthenol auch als 50%ige Lösung in ▶ Propylenglycol, die sich leichter dosieren und verarbeiten läßt.

D-Pantothensäure kommt in allen Zellen lebender Organismen vor. In großer Konzentration befindet es sich in allen Organen, die einen höheren Stoffwechselumsatz haben. Die höchste Konzentration von D-Panthothensäure enthält die Haut. Es gibt medizinische Hautsalben, die D-Panthenol als einzigen Wirkstoff enthalten (z. B. Bepanthen).
D-Panthenol beschleunigt das Zellwachstum, d.h., die Haut erneuert sich rascher.
D-Panthenol, das auch wir in unseren Rezepten verwenden, darf nicht über 40 bis 50 °C erwärmt werden! Ebenso ist es nicht stabil gegen starke Säuren und Basen. Deshalb ist es am besten für Cremes geeignet, die einen ▶ pH-Wert um den Wert 6 herum haben.

▶ CS, Seite 48,
▶ SM, Seite 65

Droge

Durch den englischen Begriff „drug" (= Arzneimittel) hat sich die Bezeichnung Droge auch für Rauschmittel eingebürgert. Wir benutzen ihn für pflanzliche Drogen – z. B. Teedrogen – (▶ Kräuter). Es sind pflanzliche, tierische und mineralische Substanzen, die z. B. getrocknet als Gewürze oder Mittel mit heilender oder anregender Wirkung verwendet werden (dazu gehören auch ▶ Balsame und ▶ Harze).

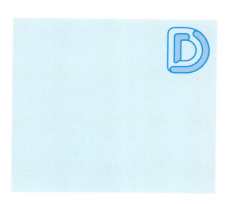

Duftstoffe

Umgangssprachliche Bezeichnung für diejenigen ▶ Riechstoffe, die beim Menschen ein angenehmes Geruchsempfinden auslösen; sie werden nicht zuletzt auch aus psychologischen Gründen in einer Vielzahl von Kosmetika eingesetzt.

▶ ätherische Öle, ▶ Parfüm,
▶ Parfümierung

Duschgel

Waschemulsionen mit einer ▶ WAS von ca. 15%, die Sie nach unseren Rezepten (▶ CS, Seite 128 ff.) mit pflegenden, rückfettenden Substanzen selbst mischen und deren ▶ pH-Wert Sie individuell einstellen können.

33

Eau de Cologne

auch „Kölnisch Wasser"; eine alkoholische Lösung, in der 2–4 % ▶ Parfümöl enthalten ist. (Rezept ▶ HT 10, Seite 133.)

▶ Parfüm, ▶ Parfümierung

Eau de Toilette

Eine alkoholische Lösung, in der 4–7 % ▶ Parfümöl enthalten ist. (Rezept ▶ HT 10, Seite 132.)

▶ Parfüm, ▶ Parfümierung

Einstellen des pH-Wertes

Bei einigen Kosmetika ist es sinnvoll – bei ▶ Dusch- und Waschemulsionen sowie ▶ Haarkuren sogar absolut wichtig –, den ▶ pH-Wert einzustellen. Wir haben das jeweils mit Zitronensäurelösung aus den kleinen, gelben Plastikzitronen (Citrovin) bzw. mit natürlichem Zitronensaft gemacht. Dosierung und Erklärungen finden Sie im jeweiligen Kapitel, in dem die Kosmetika beschrieben werden.

Eisenoxid

Kommt als rotes (Fe$_2$O$_4$) und schwarzes (Fe$_3$O$_4$) Eisenoxid in Erdfarben (▶ Naturfarben) vor. Als chemisch gereinigte Substanzen sind sie unter E-Nr. 171 und 172 in Lebensmitteln zugelassen. Sie sind in verschiedenen ▶ Farbpigmenten unserer Kosmetika enthalten (▶ Rotbraun, ▶ Schwarz, ▶ Braun, ▶ Ocker) sowie in einer ganzen Reihe von ▶ Perlglanzpigmenten.

▶ SM, Seite 46 ff.
▶ SM, Seite 54 f.

Eiweiß

▶ Protein

Eiweißhydrolysat

Wird als Zusatzstoff für Haut- und Haarwaschmittel verwendet. Es ist außerordentlich hautfreundlich. Es wird aus Eiweißmolekülen wie z.B. ▶ Elastin, ▶ Keratin oder ▶ Kollagen gewonnen. Ähnlich wie bei der Herstellung des Tensids ▶ Lamepon, wird das lange Molekül in kleine Stücke durch Hydrolyse zerteilt. Es bleiben dann z. B. beim Kollagenhydrolysat Moleküle von maximal 15 Aminosäuren übrig, während ein Kollagenmolekül aus 2000 bis 3000 Aminosäuren bestehen kann.

Eiweißhydrolysat ist so hautfreundlich, weil die ▶ Aminosäuren in der Zusammensetzung denen der Haut fast völlig entsprechen. Das Mittel bildet einen feinen schützenden Film auf Haut oder Haar. Das Aufziehvermögen soll um so größer sein, je mehr Haut oder Haar geschädigt sind. Quat zieht noch besser auf.

Beste Erfahrungen haben wir bei Flüssigseife mit dem Mittel ▶ Nutrilan gemacht. Etwa 1 bis 2% in der endgültigen Waschmittelmenge reichen völlig aus; d.h., auf 100 g braucht man etwa 15 bis 30 Tropfen. Für Cremes und Milch können Sie ▶ Proteinpulver einsetzen.

▶ CS, Seite 122 ff.

Elastin

Ein faseriges ▶ Protein. Im elastischen Bindegewebe bildet es eine flache, sehr dehnbare Netzstruktur. Die Elastinfasern sorgen hauptsächlich für die Elastizität der ▶ Haut, während das ▶ Kollagen mehr eine Stützfunktion hat. 1 bis 5% des Trockengewichtes der Haut bestehen aus Elastin; es ist normalerweise stärker in Sehnen und Blutgefäßen enthalten. Mit zunehmendem Alter des Menschen lagern sich Fette an die Elastinfasern an und beeinträchtigen deren Funktion. Im Volksmund spricht man dann von *Verkalkung*. Aus Elastin werden auch Hydrolysate hergestellt.

▶ CS, Seite 17

Elastinhydrolysate

Für diesen Stoff, der gern als hautverjüngendes Wundermittel angepriesen wird, gilt das gleiche wie für das ▶ Kollagen: es läßt sich nicht in die Haut hineinschleusen. Trotzdem hat es als Hydrolysat (zerkleinerte Elastinmoleküle) einige kosmetische Vorteile. Es gelten hier ähnliche Bedingungen wie beim ▶ Kollagenhydrolysat. Wegen des Eigengeruchs der wäßrigen und konservierten Lösung haben wir in unseren Rezepten nur unkonservierte Elastinpulver verwendet (in ▶ Wasserphase geben; nicht über 70 °C erhitzen). In Cremes ist es Bestandteil des ▶ „Repairkomplexes".
Das Elastin hat die besondere Eigenschaft, auf der Haut einen dünnen Film zu bilden, der ein glattes Gefühl gibt und die Haut zusätzlich schützt.

▶ Eiweißhydrolysate, ▶ Elastin

▶ CS, Seite 47

Emulgator

Öl bzw. Fett und Wasser haben so unterschiedliche Strukturen, daß sie sich nicht von selbst „ineinanderfügen", d.h. vermischen (▶ CS, Seite

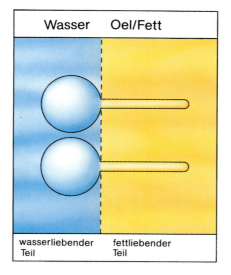

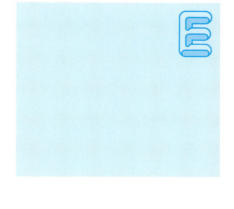

◁ Das Emulgatormolekül, das wir hier schematisch mit einem wasserfreundlichen runden Kopf und einem öl-/fettfreundlichen Schwanz dargestellt haben, bildet die Brücke zwischen Öl/Fett und Wasser.
Links und rechts unten:

So etwa muß man sich eine Öl-in-Wasser-Emulsion oder eine Wasser-in-Öl-Emulsion vorstellen (▶ Emulsion).

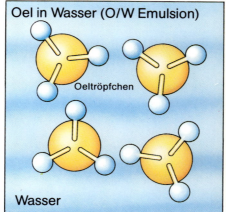

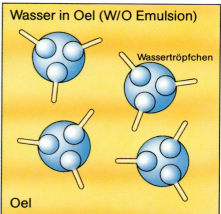

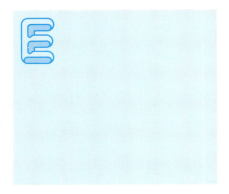

25). Emulgatoren sind Stoffe, die Öl bzw. Fett und Wasser miteinander verbinden, weil sie aus Molekülen bestehen, die einen fettliebenden und einen wasserliebenden Anteil besitzen. Für jede Creme, die eine Mischung aus Wasser und Fett ist, sind Emulgatoren also ein wichtiger Bestandteil. Sie lösen das Fett nicht, sondern sorgen dafür, daß es in feinsten Tröpfchen im Wasser sozusagen in der Schwebe bleibt (▶ Emulsion).

Wir haben uns für zwei äußerst milde Emulgatoren entschieden, die sogar für Lebensmittel zugelassen sind, und zwar in höherer Konzentration, als wir sie für unsere Cremes brauchen. Es sind die Emulgatoren ▶ *Lamecreme* und ▶ *Tegomuls*. Beide sind fettähnliche Substanzen, die aus ▶ Glyzerin und ▶ Fettsäuren zusammengesetzt sind. Um als Emulgatoren funktionieren zu können, müssen sie auf 70 °C erhitzt werden.

Aber wir haben auch Emulgatoren gefunden, die kalt angerührt werden können: ▶ Mulsifan und ▶ Holan.

▶ CS, Seite 33 ff.,
▶ SM, Seite 56 ff.

Emulsion

Fette und Öle können mit Wasser keine Lösung bilden, wohl aber eine stabile Mischung – eine *Emulsion*. Diese innige Mischung bewirken Vermittlerstoffe, sogenannte ▶ *Emulgatoren*, die auch für die Kosmetik höchste Bedeutung besitzen.

Einerseits fühlt sich der fettliebende Teil des Emulgators dem Öl/Fett zugeneigt, anderseits der wasserliebende aber dem Wasser. Der Emulgator stellt deshalb die Brücke zwischen beiden dar. Er wirkt nur an der Grenzfläche, und deshalb ist er um so wirksamer, je feiner Öl und Wasser ineinander gemischt werden. Feinste Tröpfchen haben im Verhältnis zum Volumen die größte Oberfläche, daher muß eine Emulsion beim Entstehen entweder gut gerührt oder durch feine Düsen, Poren oder andere Hilfsmittel mikroskopisch fein verteilt werden.

Man unterscheidet „Öl in Wasser-Emulsionen" (O/W) von „Wasser in Öl-Emulsionen" (W/O). Die Frage ist dabei nicht, was ist mehr enthalten und was weniger. Entscheidend ist die Art des Emulgators, seine Wirkung im mikroskopisch feinen Tröpfchen. Die Kuhmilch ist z. B. eine Öl-in-Wasser-Emulsion, genauer: das Fett, also das Butterfett, ist in feinen Teilchen im Milchwasser verteilt.

Auch wir von der Hobbythek verwenden für unsere Cremes hauptsächlich O/W-Emulgatoren, weil sie einfacher zu verrühren und auch für die Haut angenehmer sind. Die Haut braucht vor allem Feuchtigkeit und sollte nicht zu stark gefettet werden. Mit Öl-in-Wasser-Emulgatoren kommt man ohne Schwierigkeiten auf Wassergehalte von über 80%! Tegomuls ergibt eine reine O/W-Emulsion, ebenso unsere Kaltemulgatoren ▶ Mulsifan, ▶ Oxypon und ▶ Holan. Lamecreme ist eine Mischemulsion O/W-W/O. Lecithin 63 % ist eine reine W/O-Emulsion.

Wenn Sie wissen wollen, aus welcher Emulsionsart Ihre Creme besteht, dann brauchen Sie nur ein wenig Creme auf den Finger zu streichen und Wasser darüber laufen zu lassen. Wäscht sich die Creme relativ leicht ab, dann haben Sie den Emulsionstyp Öl-in-Wasser. Wird sie nur wenig vom Wasser abgewaschen, dann ist es der Typ Wasser-in-Öl-Emulsion.

▶ CS, Seite 25 ff.

36

Entfärben (der Haare)

Warnen wollen wir vor Entfärbe- und Bleichmitteln, wie man sie im Geschäft kaufen kann. Sie schädigen in aller Regel das Haar enorm.

Wenn Sie die haarschonende Tönung der Haare nach Rezepten der Hobbythek (▶ Haartönen) beseitigen wollen, empfehlen wir Ihnen folgendes: Geben Sie auf das trockene Haar soviel Pflanzenöl, wie das Haar aufnimmt. Allerdings sollte es nicht tropfen. Darauf wird eine selbstgemachte ▶ Haarkur auf das Haar gegeben. Der pH-Wert der Haarkur muß unbedingt auf 2,5 bis 3 herabgesetzt werden. Das geht ganz leicht mit Zitronensaft.

Lassen Sie diese saure Haarkur 20 Minuten auf dem geölten Haar einwirken und waschen Sie dann alles gut aus. Sollte noch nicht sämtliche Farbe entfernt sein, dann können Sie die Prozedur bis zu zweimal wiederholen. Das Öl verhindert, daß das Haar dabei geschädigt wird.

▶ pH-Wert-Einstellung

▶ SM, Seite 163

Entmineralisiertes Wasser

Durch Ionenaustauscher, die dem Wasser Salze entziehen, gereinigtes (entsalztes) Wasser. Es kann für chemische Zwecke oder auch zur Herstellung von Kosmetika verwendet werden. Nicht zu verwechseln mit destilliertem Wasser.

▶ Destilliertes Wasser, ▶ Wasser

Erdnußöl

ist relativ stabil und zur Kosmetikherstellung zu empfehlen (▶ Unverseifbares 0,2 bis 0,9%). Wirkt als leichter ▶ UV-Filter.

▶ Öle, pflanzliche

▶ CS, Seite 34

Erythem

ist eine mehr oder weniger abgegrenzte Hautrötung, die vielfach durch eine Entzündung bedingt ist. Bei der Anwendung von Kosmetika kann es zu verschiedensten Reaktionen der Haut kommen (▶ Allergie, ▶ Irritation), so auch zu Entzündungen der Haut.

Wenn Sie bei ihren selbsthergestellten kosmetischen Produkten auf eine Unverträglichkeit stoßen, sollten Sie die Einzelbestandteile einmal getrennt an der Haut prüfen (▶ Allergietest) und ggf. den störenden Stoff weglassen. Unverträglichkeiten können sowohl bei natürlichen wie auch bei chemisch hergestellten Produkten auftreten (▶ sanfte Kosmetik).

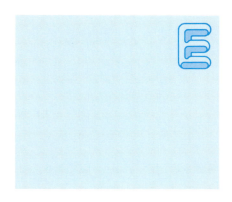

Essentiell

(lat.: *essentia* =Wesen. Davon abgeleitetes Adjektiv: „lebensnotwendig".)

In der Chemie, die die Vorgänge im Körper betrifft, werden als essentielle Stoffe solche bezeichnet, die für den Organismus unentbehrlich (essentiell) sind, aber vom Körper nicht selbst aufgebaut werden können. D.h., sie oder ihre Vorstufen müssen mit der Nahrung aufgenommen werden. Für den Menschen sind dieses eine Reihe von ▶ Aminosäuren, bestimmte ▶ Fettsäuren, einige Spurenelemente und die meisten ▶ Vitamine.

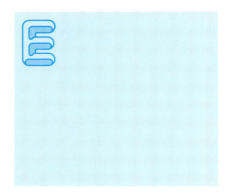

Ethanol

Alte Schreibweise: Äthanol
Andere Bezeichnung: Ethyl- bzw. Äthylalkohol.

▶ Alkohol

Ethylalkohol

Alte Schreibweise: Äthylalkohol.
Andere Bezeichnung: Ethanol bzw. Äthanol

▶ Alkohol

Eucerin

Eine Salbenbasis, die es als *Eucerin cum aqua* oder *Eucerin pH 5* in Apotheken gibt. Als Grundlage für ▶ Balsame und Kräuter-Cremes zu verwenden.

Eukalyptusölbad

Besonders bei Erkältungskrankheiten zu empfehlen.
In seltenen Fällen kann es zu ▶ allergischen Reaktionen kommen.

▶ Badeöl

Euxyl K 100

Euxyl K 100 ist eine Mischung aus drei Wirkstoffen. In der ▶ Kosmetikverordnung ist es aufgeführt als Mischung von 5-Chlor-2-Methyl-3 (2H) isothiazolinon und 2-Methyl-3 (2H) isothiazolin mit Magnesiumchlorid und Magnesiumnitrat sowie als drittem Wirkstoff Benzylalkohol. Zulässige Höchstkonzentration: 0,4 % ohne Einschränkung. Zugelassen unter den Nummern 45 und 51 der Kosmetikverordnung vom 31. 7. 1986.

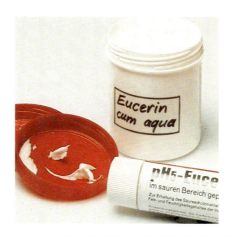

Wir haben K 100 zunächst eingesetzt, weil es gute Konservierungseigenschaften hat und von uns als relativ sanftes Konservierungsmittel eingeschätzt wurde. Allerdings haben wir es immer schon 1:10 verdünnt, weil es in ursprünglicher Konzentration die Haut verätzen kann, wodurch es in der Hand des Laien problematisch ist. Mit ▶ K 400 haben wir ein völlig unproblematisches Konservierungsmittel gefunden und damit K 100 ersetzt. Eine verdünnte Version von K 400 ist ▶ K 104.

▶ CS, Seite 43 f.
▶ SM, Seite 71 f.

Extrakt

Allgemein: ein Auszug aus tierischen oder pflanzlichen Stoffen.
Die positive Wirkung von ▶ Kräuterextrakten auf der Haut können Sie auf verschiedene Weise nutzen. Sie können sie zum Beispiel durch heißen Aufguß wie beim Tee-Extrakt gewinnen und sie anstelle des destillierten Wassers in die Creme einrühren. Einfacher ist es, flüssige Pflanzenextrakte zu kaufen. Wir haben Konzentrate ausprobiert, die aus Frischpflanzen gewonnen werden. Sie sollen den Vorteil haben, Pflanzenwirkstoffe zusätzlich zu enthalten, die beim üblichen Trocknen herkömmlicher Pflanzendrogen verlorengehen.

Der Auszug erfolgt mit Wasser (43%), ▶ Propylenglycol (42%) und 15% Weingeist. Machen Sie vorher unbedingt einen ▶ Allergietest auf der Haut.
Auch im ▶ Gesichtswasser oder in vielen Rezepten der Haarkosmetik (▶ SM, Seite 129 ff.) haben wir ▶ Pflanzenextrakte eingesetzt. Andere Methoden der Gewinnung von pflanzlichen Wirkstoffen:
▶ Mazeration, ▶ Digestion,
▶ Aufguß, ▶ Absud, ▶ Destillation. Siehe auch ▶ sprühgetrocknete Pflanzenextrakte. Sie enthalten weder Propylenglykol noch ▶ Konservierungsmittel

Extraktion

(lat.: extrahere = herausziehen)
Bezeichnung für ein Trennverfahren durch Herauslösen von bestimmten Bestandteilen aus festen oder flüssigen Stoffgemischen mit Hilfe geeigneter ▶ Lösungsmittel (Extraktionsmittel).
Es gibt Kalt- und Heißextraktionen. In unserer Haarkosmetik haben wir beide Methoden angewendet: Mit ▶ Alkohol haben wir kalt, mit Wasser heiß Farbstoffe aus pflanzlichen Substanzen extrahiert (▶ Pflanzen-Farbextrakte).

Eyeliner

Wird als Lidstrich mit einem Pinsel auf das Oberlid oder auch rund um das Auge aufgetragen. Das Eyelinerrezept der Hobbythek entspricht dem der ▶ Wimperntusche.

▶ Augen-Make-up

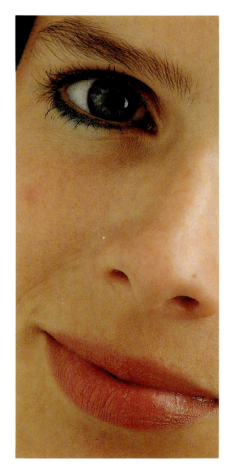

39

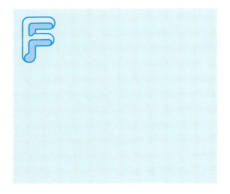

Färbemittel

▶ Haarfärbemittel

Färben (der Haare)

▶ Haarfärben

Farbe

Im Gegensatz zur englischen oder französischen Sprache unterscheidet die deutsche Alltagssprache nicht zwischen der Farbe, die man sieht, und der Farbe, die man auftragen kann.
Wichtig ist auch, zu unterscheiden zwischen ▶ Farbstoffen und ▶ Farbpigmenten. *Farbstoffe* sind in Wasser oder Öl lösliche Farben, d.h., sie färben die Flüssigkeit, die transparent bleibt.
Farbpigmente hingegen sind im allgemeinen unlöslich. Hier handelt es sich um mikroskopisch kleine Puderkörnchen. Wenn man sie in Farbträger wie Öl, Wasser, Emulsionen, Cremes usw. mischt, dann verteilen sie sich beim Rühren bestenfalls mehr oder weniger gleichmäßig. Beim Auftragen ergeben sie eine Farbschicht. Die Auswahl der Farben haben wir nach dem Ringbuch für ▶ „Kosmetische Färbemittel" und nach der ▶ Kosmetikverordnung vorgenommen.

▶ SM, Seite 44

Farben, künstliche

Die künstlichen, auch synthetisch oder chemisch hergestellten Farben für Kosmetika werden besonders scharf von Toxikologen (Giftsachverständigen) und von Hautärzten unter die Lupe genommen. Chemisch hergestellte Farben werden intensiver geprüft als ▶ Naturfarben. Es gibt ein von der staatlichen *Deutschen Farbstoffkommission* herausgegebenes *Ringbuch* ▶ „Kosmetische Färbemittel", in dem alle Farben mit ihren Nebenwirkungen, Gefahrenmomenten und ihrer chemischen Zusammensetzung aufgeführt sind. Aus diesem Ringbuch hat die Hobbythek die unbedenklichsten herausgesucht. Sie können davon ausgehen, daß diese Farbpigmente praktisch frei von giftigen Nebenstoffen sind, was man leider von manchen natürlichen Erdfarben nicht sagen kann. Deshalb haben wir auf chemisch hergestellte, naturidentische Erdfarben zurückgegriffen. Sie sind oft „sauberer" (▶ sanfte Kosmetik).

▶ Haarfärbemittel,
▶ Haartönungsfarben,
▶ Normale Pigmente,
▶ Perlglanzpigmente

▶ SM, Seite 44 ff.

Farben, natürliche

▶ Naturfarben

Farb-Gel

In alle unsere ▶ Haargele können Sie nach Belieben ▶ Perlglanzpigmente oder normale ▶ Pigmente mischen und damit besonders interessante Effekte auf dem Haar erzeugen. Perlglanzpigmente halten allerdings nur kurze Zeit im Haar; sie lösen sich durch Kämmen und spätestens bei der nächsten Haarwäsche.
Wenn Sie nur das Haargel, nicht aber die Haare färben möchten, nehmen Sie wasserlösliche Speisefarbstoffe (▶ Lebensmittelfarbstoff), die es in 10%iger wäßriger Lösung oder konzentriert in winzigen Fläschchen gibt. Davon wäre ein Tropfen schon zuviel. Mischen Sie also die konzentrierte Farbe vorher mit etwas Wasser, und erleichtern Sie sich damit die Dosierung.

Knallbunte Farb-Gele für sog. Punk-Strähnen erzielt man durch Zugabe konzentrierter Speisefarbe; allerdings nur auf blondem Haar.
Diese Farben sind nicht wasserfest. Schon im Regen können sie auslaufen. Das ist aber auch ein Vorteil dieser bunten Spielerei, weil Sie sie mit einer einfachen Haarwäsche vollkommen wieder beseitigen können.

▶ SM, Seite 152 f.

Farb-Haarspray

Zum normalen ▶ Haarspray werden ▶ Farbpigmente gegeben. Dazu können Sie ▶ normale Pigmente oder ▶ Perlglanzpigmente verwenden. Da sich die Farbpigmente am Boden der ▶ Spraydose absetzen, benötigen Sie ein Kügelchen in der Spraydose, um das Aufschütteln der Pigmente vor Gebrauch zu erleichtern. Das Farb-Haarspray läßt sich ins Haar sprühen und einfach wieder auswaschen.

▶ SM, Seite 154

Farbpigment

Wir haben für unsere Kosmetika ▶ normale Pigmente und ▶ Perlglanzpigmente eingesetzt. Farbpigmente sind unlösliche Puderkörnchen, die in einem ▶ Farbträger eingebracht werden müssen (▶ Farbe). Bis auf die ▶ Haartönungsfarben und die ▶ Lebensmittelfarbstoffe, die keine ▶ Farbpigmente sind, haben wir nur diese unlöslichen Pigmente für unsere Rezepte verwendet.
Diese sind im Ringbuch für ▶ „Kosmetische Färbemittel" in die Gruppe C klassifiziert worden, d.h., sie sind für fast alle kosmetischen Mittel zugelassen und können auf Schleimhäuten und Halbschleimhäuten, also auch an den Lippen und am Auge verwendet werden.
(Genaue Beschreibung aller Farbpigmente: ▶ SM, Seite 46 ff.)

▶ Blau, ▶ Braun, ▶ Gelb, ▶ Grün,
▶ Kosmetikverordnung, ▶ Ocker,
▶ Orange, ▶ Rot, ▶ Rotbraun,
▶ Schwarz, ▶ Titanweiß, ▶ Violett

▶ SM, Seite 46 ff.

Farbstoff

Als Farbstoffe (Unterschied zu ▶ Farbpigment, siehe Farbe) haben wir nur ▶ Haartönungsfarben und ▶ Lebensmittelfarbstoffe verwendet.

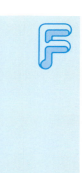

Farbtabelle

▶ Pflanzen-Farbextrakte;
▶ Haartönungsfarben, künstliche

Farbträger

Für ▶ normale ▶ Pigmente und ▶ Perlglanzpigmente braucht man geeignete Träger, in die sie hineingemischt werden. Bei ▶ Make-up und Schminke ist das eine *Hautcreme;* beim ▶ Lidschatten eine Pudermischung, die die Pigmente auf der Haut festhält; beim ▶ Lipgloss ist es ein *Öl;* beim ▶ Lippenstift und beim ▶ Kajalstift eine Mischung aus *Wachsen* und *Öl.*

▶ SM, Seite 56

F

Farnesol

Ein sehr hautfreundlicher, milder Wirkstoff für ▶ Deodorants, der auch in vielen Pflanzen, wie etwa Lindenblüte, Rose, Jasmin, Orangenblüte, vorkommt. Farnesol ist eine ▶ Alkoholart, wirkt nicht keimtötend, sondern hemmt lediglich das Bakterienwachstum. Auf diese Weise wird das Zersetzen des Schweißes und damit die Bildung des Körpergeruchs verhindert. Es genügt eine Einsatzmenge von 0,3%.

Faserprotein

▶ Elastin, ▶ Kollagen

Feldstiefmütterchen

▶ Pflanzenextrakte

Festiger

▶ Haarfestiger

Festiger-Gel

▶ Styling-Gel

Festigerquat 550

Wir verwenden es im ▶ Fönfestiger. Ähnlich wie Quats im ▶ Shampoo und in ▶ Haarkuren erleichtert es die Kämmbarkeit der Haare durch elektrische Entladung und zieht auf das Haar auf.
Die Wirkung des Festigerquats 550 beruht auf Polyvinylpyrrolidon (PVP) und einer verwandten Vinylstickstoffverbindung (QVI). Weil dieses Quat keine ▶ Amine enthält, können auch keine ▶ Nitrosamine entstehen. Eine völlig unbedenkliche Substanz.

▶ Haarfestigersubstanzen, ▶ Quat

▶ SM, Seite 137 f., 149 f.

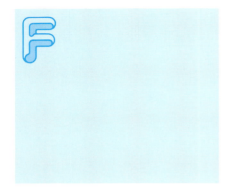
Wer kräftige Farben mag, kann ein unschädliches Farb-Haarspray verwenden.

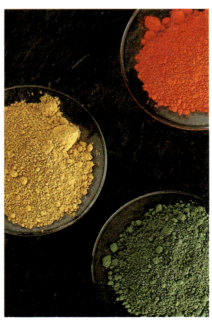
Farbpigmente – der Grundstoff vieler unserer Kosmetika.

Festiger-Substanzen

▶ Haarfestigersubstanzen

Fettalkohole

sind ▶ Alkohole von ▶ Fettsäuren, die 8–22 Kohlenstoffatome (C) in ihren Molekülen enthalten. Da sie neutrale, leicht emulgierbare (▶ Emulsion) ölige Flüssigkeiten oder weiche Massen sind, werden sie vielfach in kosmetischen Rezepturen eingesetzt. Wir verwenden z. B. den festen ▶ Cetylalkohol, der 16 C-Atome in seiner Fettsäurekette hat, in ▶ Cremes oder ▶ Körpermilch als ▶ Konsistenzgeber. Außerdem haben wir ihn in Rezepten für ▶ Waschcreme, ▶ Haarkuren und ▶ Cremespülungen eingesetzt.

Fette

und fette Öle sind feste, halbfeste oder flüssige Produkte des Pflanzen- oder Tierkörpers. Chemisch bestehen sie im wesentlichen aus Triglyzeriden, d.h., es sind 3 höhere, oft verschiedene ▶ Fettsäuren an ein Glyzerinmolekül gebunden. Sie sind stets leichter als Wasser und lösen sich in diesem nicht. Fette und Lipoide (fettähnliche Stoffe) bilden zusammen die ▶ Lipide.
Zu den Fetten, die wir in Kosmetika einsetzen, gehören ▶ Kakaobutter, ▶ Schibutter, ▶ Walratersatz,

▶ Cetylalkohol (▶ Fettalkohol) und
▶ Öle, pflanzliche. Die wichtigsten Produkte, in denen sie vorkommen, sind: ▶ Cremes, ▶ Körpermilch, ▶ Reinigungsmilch, ▶ Badeöl, ▶ Make-up, ▶ Lippenstift, ▶ Lippenpflegestift, ▶ Lip-gloss.

▶ Hydrolipidmantel

▶ CS, Seite 20 ff.

Fette Öle

▶ Öle, pflanzliche

Fettige Haare

▶ Haar, ▶ Haarwäsche, ▶ Seborrhöe

Fettphase

Das Besondere an der ▶ „sanften Kosmetik" der Hobbythek ist die getrennte Zubereitung von wäßrigen und fettigen Bestandteilen von Cremes.
Eine Creme besteht einerseits aus Fett und andererseits aus Wasser. Fett bzw. Öl hält sich auch ohne Konservierungsmittel – sofern sie luftdicht verschlossen sind – bis zu zwei Jahren und mehr. Das gleiche gilt fürs Wasser. Erst wenn in der Creme Fett und Wasser zusammengebracht werden, werden sie anfällig für Bakterien, Schimmelpilze und sonstige

Mikroben. Zusätzliche Wirkstoffe – insbesondere die Eiweißstoffe ▶ Kollagen und ▶ Elastin – verstärken diese Gefahr noch. Deshalb bringen wir alle fettlöslichen Stoffe wie ▶ Emulgator und Öle – sie bilden die sogenannte *Fettphase* – so spät wie möglich mit den wasserlöslichen Bestandteilen – der ▶ *Wasserphase* – zusammen.
Wir schlagen damit zwei Fliegen mit einer Klappe. Wir können die Fettphase in größeren Mengen zusammenmischen; denn diese Mischung allein hält sich bis zu einem Jahr im Kühlschrank. Dadurch haben wir kein Problem mehr mit dem Abwiegen von Minimengen unter 1 g, wie das bei der herkömmlichen Naturkosmetik gang und gäbe ist.
Für *heiß gerührte* Creme und Milch besteht die Fettphase aus Emulgator, ▶ Konsistenzgeber und Öl. Man braucht dann nur noch etwas von der Fettphase zu erhitzen und die ent-

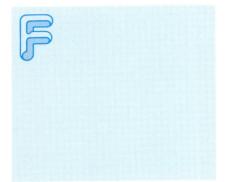

sprechende Menge destilliertes Wasser zuzugeben und zu rühren. Das geht relativ schnell.
Für *kalt angerührte* Creme und Milch: Die Fettphase besteht nur aus flüssigen, öllöslichen Zutaten, meist nur aus Pflanzenöl und flüssigem Emulgator, evtl. noch mit weiteren Wirkstoffen. Von dieser Fettphase wird zur Creme- oder Milchherstellung ein Teil abgenommen, evtl. mit dem ▶ Gelbildner PN 73 oder ▶ Xanthan durch Schütteln vermischt und mit der entsprechenden Wassermenge aufgefüllt. Bei ▶ Lecithin als Emulgator ist der Gelbildner überflüssig (▶ kaltgerührte Creme). Die Fettmischung bewahrt man am besten in einem verschließbaren Marmeladenglas auf.

▶ Cremebaukasten,
▶ Creme-/Milchzubereitung,
▶ Kaltgerührte Hautcreme

▶ CS, Seite 55 ff.

Fettsäuren

Fette und Öle haben eine sehr ähnliche chemische Strukturformel. Sie bestehen aus einer oder mehreren Fettsäuren und ▶ Glyzerin. Das Glyzerin bildet dabei quasi die Brücke zwischen den Fettsäuren (vgl. Abb. Seite 46 unten links).
Eine Fettsäure sieht zum Beispiel aus wie auf *Abbildung Seite 46 oben*. Dort ist die Palmitin(fett)säure dargestellt, die im Palm- oder Kokosfett eine wichtige Rolle spielt. Sie besitzt zunächst eine lange Kette von 16 Kohlenstoffatomen, denen jeweils Wasserstoffatome zugeordnet sind. Das Molekül ist also sehr groß; es besteht aus 50 Einzelatomen. Das aus dieser Fettsäure gebildete Fett ist bei Normaltemperatur fest, denn es besteht ein loser Zusammenhang zwischen der Länge der Kohlenstoffkette und der Schmelztemperatur. Dies gilt aber nur für die sogenannten *gesättigten* Fettsäuren, wie es die Palmitinsäure ist. Bei Fetten aus *ungesättigten* Fettsäuren gleicher C-Atomzahl vermindert sich die Schmelztemperatur so stark, daß sie bei Normaltemperatur flüssig, also ein Öl sind.
Was heißt „ungesättigte Fettsäuren"? Diese haben sozusagen einen Sprung in der Kette (vgl. Abb. Seite 46 unten rechts). Bei der *Ölsäure* beispielsweise fehlen am C_9- und am C_{10}-Atom je ein H-Atom. Dafür entsteht zwischen beiden eine nicht so stabile Doppelbindung, die einerseits die Schmelztemperatur senkt (deshalb sind sie bei Normaltemperatur flüssig), andererseits aber auch dazu führt, daß diese Öle leicht mit dem Sauerstoff der Luft reagieren, d.h. schneller ▶ ranzig werden können.
Fettsäuren können auch mehrfach ungesättigt sein, d.h. mehrere Doppelbindungen haben. Pflanzliche Öle enthalten grundsätzlich wesentlich mehr ungesättigte Fettsäuren als tierische und mineralische Fette. Fette oder Öle mit viel ungesättigten Fettsäuren sind leichter verdaulich. Zugleich sind sie hervorragend als Fett-/Ölbasis für kosmetische Produkte geeignet. Was die empfindlichen Schleimhäute in unserem Verdauungssystem nicht angreift, kann, zumindest was die Fette anbelangt, auch der Außenhaut nicht schaden.

▶ CS, Seite 20 ff.

Feuchthaltemittel

sollen vor allem Creme, ▶ Karnevalsschminke, ▶ Wimperntusche feuchthalten.
▶ Glyzerin, ▶ Hautfeuchtigkeit,
▶ Sorbit

Feuchtigkeitscreme

▶ Cremes,
▶ Feuchtigkeitswirkstoffe,
▶ Hautfeuchtigkeit

Feuchtigkeitswirkstoffe

Die meisten von ihnen dringen kaum in die ▶ Haut ein, sondern bleiben auf der oberen Hornschicht der Haut. Trotzdem erzeugen sie ein sehr angenehmes Gefühl von Feuchtigkeit auf der Haut. Ein guter pflanzlicher Wirkstoff ist ▶ Aloe vera, ▶ Kollagen, ▶ Desamidokollagen. ▶ Kollagenhydrolysate und ▶ Elastinhydrolysate werden aus tierischen Proteinen gewonnen. Zu den besonders wirksamen Substanzen, die besser in die Haut eindringen, gehören ▶ Hyalomuccolösung, ▶ Fibrostimulin. Auch der ▶ Gelbildner PN 73 vermittelt auf der Hautoberfläche ein frisches Gefühl von Feuchtigkeit.

▶ Feuchtigkeitscreme,
▶ Feuchthaltemittel,
▶ Hautfeuchtigkeit

Fibrostimulin K

wird aus Serum von Kälbern gewonnen. Es besteht aus hydrolysierten Peptiden, das heißt, aus zerteilten Peptidketten (Peptide bilden lange und zum Teil in sich vernetzte Molekülketten aus Eiweißbausteinen), wodurch sie besser auf die Hautoberfläche einwirken sollen. Substanzen dieser Art sollen Zellwachstum und Zellteilung beschleunigen, gefäßerweiternd wirken und Falten glätten.

Solche Fibrostimuline lassen sich im Prinzip in alle Cremes, Hautlotionen und in unseren ▶ Liposomgel einarbeiten. Im medizinischen Bereich werden sie auch zur Wundbehandlung eingesetzt. Es ist mit 0,2% PHB-Estern konserviert.

▶ SM, Seite 127

Fichtennadelölbad

▶ Kiefernnadelölbad

Filmbildner für die Haare

Dazu gehören ▶ Quats, die sich durch ihre positive Ladung an die Haaroberfläche anlegen, Festiger-Substanzen und der ▶ Gelbildner ▶ PN 73 sowie ▶ Gummi arabicum.

▶ Croquat L, ▶ Festigerquat 550, ▶ Haarfestigersubstanzen (HF 37/HF 64), ▶ Incroquat Behenyl, ▶ Kurquat KDM, ▶ Nutrilan L

Filtersubstanzen

gegen ▶ UV-Strahlung, ▶ Sonnenbrand.

▶ UV-Filter

▶ SM, Seite 118 f.

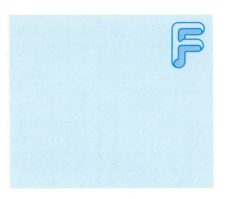

Flavonoide

sind in Pflanzen enthaltene Wirkstoffe. Kommen überwiegend in höheren Pflanzen vor. Etwa 2000 verschiedene Flavonoide sind bekannt. Es handelt sich um cremefarbene bis gelbe oder rote bis blaue Pflanzenfarbstoffe (flavus = gelb). Wasserlösliche Flavonoide sind im Zellsaft enthalten, fettlösliche treten als nichtflüchtige Bestandteile in ▶ ätherischen Ölen auf. Sie gelangen mit der Nahrung in den menschlichen Körper, wo sie wichtige Funktionen erfüllen.

In der Hobbythek-Kosmetik kommen Flavonoide als ▶ Wirkstoffe im ▶ Propolis, in ▶ Pflanzenextrakten und ätherischen Ölen vor. Flavonoide sind u. a. enthalten in ▶ Birkenblättern, ▶ Schachtelhalmkraut und ▶ Stiefmütterchenkraut.

▶ SM, Seite 64 f.

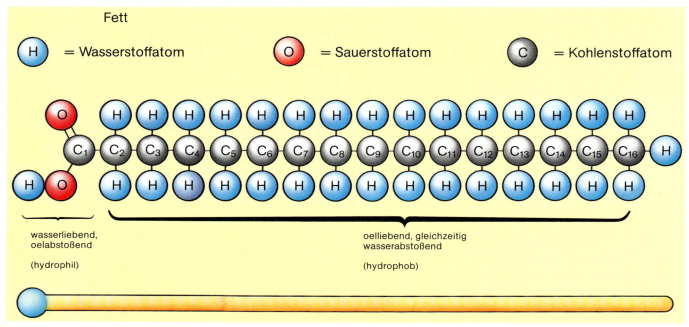

Molekül der Palmitin(fett)säure (darunter das vereinfachte Modell mit dem kleinen, wasserliebenden Kopf [hydrophil] und der langen wasserabstoßenden [hydrophoben], dafür aber ölliebenden Kette von Kohlenwasserstoffen). Wir sprechen abgekürzt vom „Schwanz" der Fettsäuren.

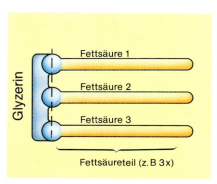

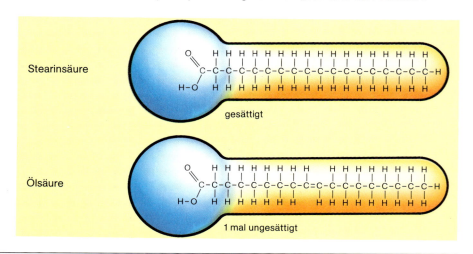

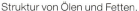

Struktur von Ölen und Fetten.

„Fliegende" Haare

Beim Waschen der Haare mit ▶ anionischen Waschmitteln (anionisches Tensid) – zum Beispiel mit ▶ Sulfaten oder ▶ Eiweißhydrolysatprodukten – können die Haare sich nach dem Trocknen durch die entfettende Wirkung des Waschmittels elektrisch negativ aufladen. Die Haare stehen dann zu Berge, weil gleich geladene Körper sich gegenseitig abstoßen.

Mit der Zeit fetten sich die Haare wieder zurück, und sie halten dann auch wieder besser. Man kann das Zu-Berge-Stehen dadurch einschränken, daß man in das Shampoo rückfettende Substanzen mischt. Nicht jeder möchte aber fettige Haare haben. Deshalb ist es vorteilhaft, die Haare sozusagen im Vorgriff zu entladen, indem man dem Shampoo in geringen Mengen „kationaktive" Substanzen beimischt, also Stoffe, die auf der Bildung positiver Ionen basieren. Als solche Mittel setzen wir ▶ Quats ein.

▶ Croquat L, ▶ Festigerquat,
▶ Haarkur, ▶ Incroquat Behenyl,
▶ Kurquat KDM

CS, Seite 122 f.

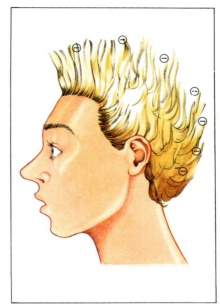

„Fliegende" Haare entstehen durch negative Aufladung (gleichnamige Ladungen stoßen sich bekanntlich ab).

Flipperl

Phantasiebezeichnung der Hobbythek für ▶ Perlglanzpigmente, die changierende Farbeffekte (je nach Betrachtungswinkel sich ändernde Farben) erzeugen.

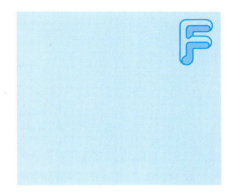

Flüssigseife

Die von uns empfohlenen Hautwaschmittel bauen auf flüssigen Rohstoffen auf. Der Trend neigt ohnehin immer mehr zu flüssigen oder gel-artigen Seifen und Waschemulsionen. Diese Form ist nicht nur bequemer, weil dadurch das Aufweichen von Seifenstücken in irgendwelchen Schalen aufhört; sie sind auch hygienischer. In einem kleinen Seifenspender oder einer Plastikflasche aufbewahrt, lassen sie sich gut dosieren.

▶ Duschgel, ▶ Haarwaschmittel

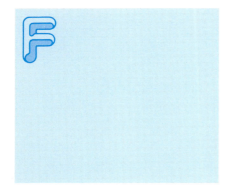

Fluor

(chemisches Symbol: F)
Ein schwach grünlich-gelbes, stechend riechendes, giftiges, stark ätzendes Gas. Weil es sehr stark chemisch reagiert, kommt es in der Natur nur in seinen Verbindungen mit anderen Elementen vor.
Der überwiegende Teil des Fluors im menschlichen Körper kommt im Zahnschmelz, Dentin (Zahnbein) und in den Knochen vor. Lange Zeit war der Nutzen von Fluor-Zufuhr zur ▶ Karies-Vorbeugung umstritten. Inzwischen haben statistische Erhebungen der Weltgesundheitsorganisation (WHO) gezeigt, daß eine kontrollierte Zufuhr von Fluor anscheinend einen wirksamen Schutz ermöglicht. Wir empfehlen den Fluorwirkstoff ▶ Antikaries Fl. P., ein Fluorphosphat.

▶ Karies, ▶ Zahnpasta

Fluor-Chlor-Kohlenwasserstoffe

sind ▶ Kohlenwasserstoffe, bei denen Wasserstoffatome (H) teilweise durch Fluor- und Chloratome (Cl und F) ersetzt sind.
Sie werden als Treibgase in Spraydosen eingesetzt, die die vor ▶ UV-Strahlung schützende Ozonschicht der Atmosphäre zerstören.
Wir empfehlen deshalb eine treibgaslose aufpumpbare ▶ Spraydose.

Fluorsalz

Antikaries Fl. P.

Fön-Festiger

Sie sind heute sehr beliebt und vor allem für Fönfrisuren geeignet.
Das Besondere an einem Fön-Festiger ist, daß er zugleich die Naßkämmbarkeit der Haare erleichtert und das ▶ „Fliegen" verhindert, wenn die Haare trocken sind. Im Prinzip handelt es sich um nichts anderes als um einen normalen ▶ Haarfestiger, in den zusätzlich ein sogenanntes ▶ Quat eingerührt ist.
Fön-Festiger können Sie wie jeden anderen Haarfestiger mit Hilfe unserer aufpumpbaren ▶ Spraydose auf das Gesamthaar verteilen und es dann auf Lockenwickler drehen oder fönen. Sie können den Festiger aber zum Beispiel auch nur auf den Haaransatz sprühen und dann Strähne für Strähne fönen. Das Ergebnis ist unter Umständen eine recht voluminöse Frisur.

▶ SM, Seite 149

Formaldehyd

ist ein stechend riechendes, entflammbares, sehr reaktionsfreudiges Gas (CH_2O). Bis zu 55% ist es im Wasser löslich. Als wäßrige Lösung heißt es Formalin. Formaldehyd wirkt stark reizend und ätzend auf ▶ Haut und Schleimhäute. 1980 wurde es von der Deutschen Forschungsgemeinschaft (DFG) in die Gruppe der Stoffe eingeordnet, bei denen ein begründeter Verdacht auf krebserzeugende Wirkung besteht. Außerdem scheint es so, daß Formaldehyd mit ▶ Aminen die krebserzeugenden ▶ Nitrosamine bildet.
Es wirkt giftig auf Kleinlebewesen und Fische. Weil es eine breite antimikrobielle Wirkung hat, wurde es häufig als ▶ Konservierungsmittel eingesetzt. Seitdem in der Öffentlichkeit die negativen Auswirkungen von Formaldehyd bekannt wurden, ist seine Verwendung zurückgegangen. Für Kosmetika besteht eine Deklarationspflicht auf der Verpackung erst ab 0,05%, das sind immerhin schon 500 ppm.

Die zulässige Höchstmenge in Kosmetika liegt bei 0,2% = 2000 ppm. Formaldehyd selbst hat als Konservierungsmittel an Bedeutung verloren, dafür gibt es aber sogenannte Formaldehydabspalter, die selbst kein Formaldehyd enthalten, es aber im fertigen Produkt bilden. Dadurch kann mehr als 0,2% Formaldehyd im Endprodukt enthalten sein, ohne daß es als Zusatzstoff auf der Verpackung angegeben ist.
D.h., selbst wenn keine Angaben auf der Packung gemacht werden, können immerhin erhebliche Formaldehydmengen in käuflichen Kosmetikprodukten enthalten sein.
Bei den von uns empfohlenen Rohstoffen haben wir uns vergewissert, daß kein Formaldehyd enthalten ist und auch nicht entstehen kann.

Freie Amine

können vor allem durch Produktionsverfahren bedingt in Kosmetika enthalten sein. Freie Amine können sich im Körper zu ▶ Nitrosaminen umsetzen und so schädigende Wirkung haben.

▶ Triethenolamin

▶ SM, Seite 138

Frischpflanzenextrakt

▶ Extrakt, ▶ Pflanzenextrakt,
▶ Sprühgetrocknete Extrakte

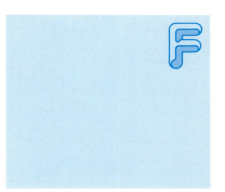

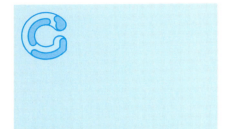

Gefriertrocknung

▶ Sprühtrocknung

Gel

Durch einen ▶ Gelbildner gebundene Flüssigkeit. Die Flüssigkeit erhält so eine formbeständige Struktur.

▶ Farbgel, ▶ Haargel,
▶ Liposom-Gel,
▶ Sonnenschutzgel

▶ SM, Seite 57, 62 f., 126, 150

Gelatine

▶ natürlicher Gelbildner, der aus Knochen gewonnen wird, besteht hauptsächlich aus zerkleinerten ▶ Kollagen (▶ Protein). Wer Gelatine ißt, bekommt festere Fingernägel. Gelatine wird hauptsächlich für Lebensmittel eingesetzt.

Gelbildner

Gele lassen sich mit natürlichen Stoffen wie *Gelatine* (eine Art ▶ Kollagen), *Pektin* und ▶ *Gummi arabicum* vergleichen. Wenn diese Stoffe in wäßrigen oder alkoholischen Flüssigkeiten aufgelöst werden, ordnen sich die Moleküle zu langen Ketten wie Perlen auf einem Faden. Gleichzeitig kommt es zu einer Vernetzung dieser Ketten (vgl. Abb. unten). Die Flüssigkeit, in der diese Gelbildner aufgelöst worden sind, wird in den Zwischenräumen dieser Ketten gebunden. Diese Bindung ist nicht so stabil, daß ein fester Körper entstehen würde, sondern mehr eine Art Wackelpudding.

▶ Natürliche Gelbildner, ▶ PN 73,
▶ Xanthan

▶ SM, Seite 62 ff.,

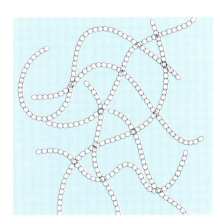

Gelb

▶ Farbpigment zur Verwendung in Kosmetika.
Index-Nr.: 47005
Farbbezeichnung: C Gelb 11
Organischer Farbstoff. Dieser Farbstoff ist eigentlich wasserlöslich und unter der E-Nummer 104 als Lebensmittelfarbstoff zugelassen. Für kosmetische Zwecke wird aus ihm ein wasserunlösliches Pigment hergestellt. Man nennt es dann Lack. Daher auch die offizielle Bezeichnung *Chinolingelblack*.
Anwendung: Für Lippenstifte und andere kosmetische Präparate. Keine Anwendungs-Beschränkungen.

▶ SM, Seite 46

Geräte

▶ Arbeitsgeräte, ▶ Becherglas,
▶ Lippenstift-Gießform

Geraniumöl

▶ Ätherisches Öl. Es stammt nicht von unserer Balkonpflanze mit gleichem Namen, sondern wird aus *Pelargonium graveolens* oder anderen Pelargonienarten gewonnen. Die Pflanze selbst riecht unangenehm, das Öl aber duftet sehr lieblich, manchem vielleicht etwas zu süß. Hauptanbaugebiet ist die Insel Réunion im

Indischen Ozean. Daher kommt auch das beste Geraniumöl. Im Mittelalter wurde dem Geraniumöl sogar medizinische Wirkung zugeschrieben. Wir beschränken uns auf seine Verwendung als sehr intensive, blumige Duftnote.

▶ Duftstoffe, ▶ Parfüm,
▶ Riechstoffe

Gesättigte Fettsäure

▶ Fettsäure

Gesichtsform

Mit Hilfe eines geschickten ▶ Make-ups können Sie Ihre Gesichtsform günstiger machen. Man unterscheidet 5 Typen von Gesichtern:

(Schminktips ▶ SM, Seite 22 f.)

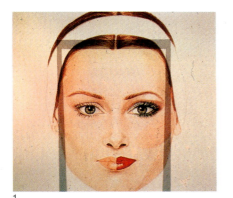
1

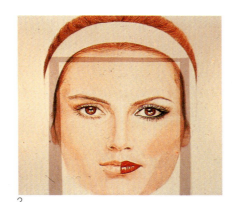
2

1 Das rechteckige Gesicht

2 Das quadratische Gesicht

3 Das runde Gesicht

4 Das dreieckige Gesicht

5 Das ovale Gesicht

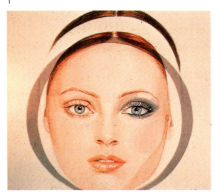
3

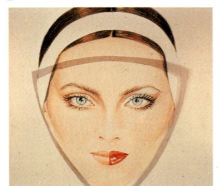
4

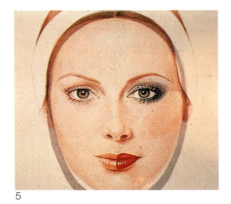
5

51

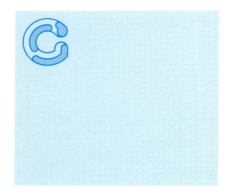

Gesichtspuder

Wird vor allem zur Mattierung glänzender Hautpartien bzw. zur Mattierung eines vorher aufgetragenen Make-ups eingesetzt. Gesichtspuder und ▶ Rouge-Puder haben die gleiche Puderbasis in unseren Hobbythekrezepten.

▶ Puder

▶ SM, Seite 84 f.

Gesichtswasser

Meist wäßrig-alkoholische Lösungen, die mild ▶ adstringierende Mittel wie ▶ Hamamelis oder ▶ Rathaniawurzel enthalten. Durch ihren ▶ Alkoholgehalt wirken sie leicht desinfizierend. Gesichtswasser verwendet man nach dem ▶ Abschminken und Reinigen der ▶ Haut, um sie zu erfrischen und letzte Schmutzreste aus den Poren zu entfernen. Wenn es viel Alkohol enthält (30% und mehr), entfettet es die Haut. Es wird deshalb gern von Menschen mit fettiger, unreiner Haut verwendet. Gesichtswasser für trockene Haut darf nur ca. 5% Alkohol enthalten. Heilende Zusätze sind ▶ Allantoin, ▶ alpha-Bisabolol.

▶ SM, Seite 112 f.

Getönte Tagescreme

In jedes unsere Cremerezepte können Sie eine geringe Menge Pigmente unterrühren. So erhalten Sie eine leicht tönende Tagescreme. Die Hobbythek hat für jeden ▶ Hauttyp ein spezielles Rezept.

▶ Creme-Make-up,
▶ Glitzer-Make-up

▶ SM, Seite 78 ff.

Gießform

▶ Lippenstiftgießform

Gift

Fachausdruck: Toxikum.
Es gibt natürliche und künstliche Gifte. Ob eine Substanz im menschlichen Körper als Gift wirkt, hängt von der Dosis ab. So ist Kochsalz in Überdosierung ein Gift, in richtiger Dosierung ist es lebensnotwendig. Es gibt akute Gifte und solche, die sich erst nach längerer Zeit auswirken (Langzeitwirkung). Oft lagern sich Stoffe auch im Körper an und werden dadurch erst zum Gift. Gifte können alle möglichen Krankheiten auslösen, erbschädigend (mutagen) auf die Zelle wirken, krebsauslösend (kanzerogen) sein oder unmittelbar zum Tode führen.

▶ Toxizität (Giftigkeit)

Glimmer

Bestandteil der ▶ Perlglanzpigmente. Ein Naturstoff, der häufig in der Erde vorkommt. Er ist sehr beständig gegen Säuren, Basen und sonstige chemische Einflüsse und Verwitterung. Das ist auch der Grund, weshalb Glimmer völlig ungiftig ist. Aufgrund seiner Kristallstruktur bricht er immer in dünnen Platten. Die Plättchenform bleibt bis in die mikroskopischen Bereiche erhalten und ist die Voraussetzung für die Herstellung der winzigen Perlglanzpigmente, mit denen der natürliche Perlmutteffekt nachgeahmt wird.

▶ SM, Seite 53

Glitter

oder auch Flitter nennt man kleine bunte Kunststoffteilchen, die es in verschiedenen Größen und Formen, z. B. als Sternchen, gibt. Besonders beliebt sind sie im Karneval. Sie werden auf die ▶ Haut geklebt oder mit ▶ Haargel bzw. ▶ Haarspray im ▶ Haar befestigt. Glitter, der Dekorationszwecken dient, ist oft nicht hautfreundlich und deshalb nur bedingt für kosmetische Zwecke geeignet. Glitter ist nicht zu verwechseln mit ▶ Glimmer, einem Naturstein, der zur Herstellung von ▶ Perlglanzpigmenten verwendet wird.

Glitzer-Make-up

Die ▶ Make-ups der Hobbythek können mit einem Glanzeffekt versehen werden, wenn Sie Gold- oder Bronze-Perlglanzpigment zum Schluß unter das fertige Make-up rühren. Die ▶ Perlglanzpigmente geben der Haut einen lebhaften Schimmer. Das ist aber nur möglich bei ▶ getönter Tagescreme oder transparentem Make-up. Bei deckendem Make-up kommen die Perlglanzpigmente nicht zur Geltung.

▶ SM, Seite 81

Glycin

Einfachste ▶ Aminosäure. Bestandteil von ▶ Glycintensid. Unter den verschiedenen Produkten haben wir das Glycintensid ▶ Rewoteric AM 2 C/NM ausgewählt, eine überaus milde Waschsubstanz.

▶ CS, Seite 118 f.

Glycinderivat

bedeutet, daß die Substanz chemisch gesehen ein Abkömmling des Glycin ist. Das sogenannte Glycintensid ▶ Rewoteric AM 2 C/NM ist ein Glycinderivat.

▶ Glycin, ▶ Glycintensid, ▶ Tensid

▶ CS, Seite 118 ff.

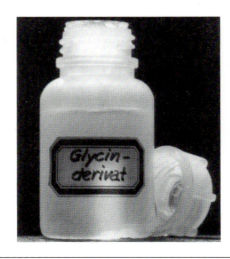

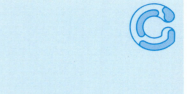

Glycintensid

Eine milde Waschsubstanz, die wie alle anderen zunächst aus einer ▶ Fettsäure besteht. Der wasserliebende Teil wird hier mit Hilfe einer Aminosäure, dem ▶ Glycin, gebildet. Aufgrund der Ladungsverteilung innerhalb des Moleküls handelt es sich beim Glycintensid um ein amphoteres ▶ Tensid.

▶ Glycin, ▶ Rewoteric AM 2 C/NM

▶ CS, Seite 118 f.

Glyzerin

Glyzerin ist eine sirupartige Flüssigkeit, die sich mit Wasser und Weingeist (▶ *Ethylalkohol*) mischen läßt, aber nicht mit Öl. In unsere Cremes kann man es leicht einrühren. Glyzerin ist in begrenztem Umfang als Lebensmittelzusatz genehmigt; zum

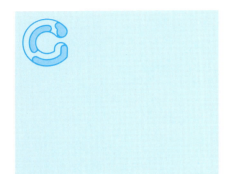

Beispiel für die Kaugummiherstellung. Glyzerin zieht Wasser an – es ist hygroskopisch – und bindet es. Auf der wasserbindenden Eigenschaft beruht auch der Feuchthalteeffekt und damit die weichmachende Wirkung für die Haut. Bei zu hoher Dosierung von Glyzerin kann das Wasseranziehungsvermögen die Haut allerdings auch austrocknen. Wir verwenden es für die ▶ Karnevalsschminke, um den ▶ Gummiarabicum-Film elastisch zu halten. Ohne Glyzerinzusatz würde er von der Haut abbröckeln. Außerdem verwenden wir es im ▶ Wet-Gel, in dem es den Naß-Look-Effekt der Haare nach dem Auftragen bewirkt.
Fette und Öle bestehen aus einer oder mehreren ▶ Fettsäuren und Glyzerin (▶ CM, Seite 20 ff.).

▶ SM, Seite 67 f., 151

Grün

▶ Farbpigment zur Verwendung in Kosmetika.
Index-Nr. 77288
Farbbezeichnung: C Grün 9
Anorganisches Farbpigment: Chromoxid (Cr_2O_3)
In Wasser und Laugen unlöslich, in Säuren schwer löslich. Das an sich giftige Chrom kann nicht frei werden; daher ist das Pigment ungiftig.
Anwendung: Vor allem in Make-up, Puder, auch am Auge verwendbar. Keine Anwendungs-Beschränkungen.

▶ SM, Seite 48

Grünspan

Ein Gemisch von grünen und blauen Kupferacetaten (Acetate = Salze der Essigsäure). Durch seinen Kupfergehalt ist Grünspan giftig. Früher wurde er künstlich hergestellt, indem man Kupferplatten mit Essigsäure befeuchtete und an der Luft liegen ließ. In der Antike wurde er zu kosmetischen Zwecken (▶ Schminken) verwendet.
Übrigens wird Grünspan oft fälschlicherweise mit Patina gleichgesetzt, der grünen Schicht auf Kupfer, die vorwiegend aus Kupfersulfat besteht.

▶ Schwermetalle

Guarmehl

Ein ▶ natürlicher Gelbildner, der aus dem gemahlenen Samen eines indischen Baumes besteht. Gute Löslichkeit in kaltem Wasser.

Gummi arabicum

Mit Gummi arabicum machen wir u. a. unsere ▶ Karnevals- und Theaterschminke wischfest.

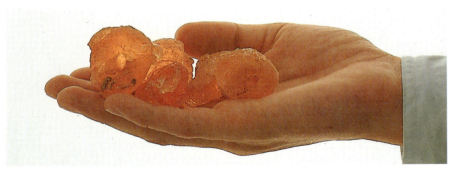

In solchen Klumpen wird *Gummi arabicum* als Rohstoff geliefert.

Es ist der Pflanzensaft einer genügsamen Akazienart, die in sehr trockenen Gegenden Arabiens bis hin in die afrikanische Sahelzone wächst. Zur Ernte werden die Sträucher angeritzt. Der austretende Saft bildet beim Trocknen Klumpen. Die Einheimischen verwenden diese Klumpen als Nahrungsmittel und für vielerlei andere Zwecke. Auf dem Weltmarkt ist Gummi arabicum ein begehrtes Produkt, das für Lebensmittel, Klebstoffe, Arzneimittel, Farben usw. verwendet wird. Durch seine Eigenschaft, feste Oberflächenfilme zu erzeugen, ist es ein hervorragendes Glasierungsmittel und Verdickungsmittel. Außerdem ist es ein schwacher ▶ Emulgator.

Es gibt zwei Arten: Ein *feingemahlenes Pulver* und eine *gröbere* Qualität. Die gröbere Sorte läßt sich leichter unterrühren und verklumpt nicht so schnell. Walzengetrocknetes läßt sich leicht verarbeiten.

▶ SM, Seite 60 f.

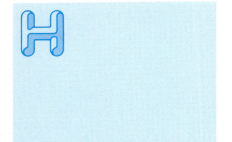

Haar

Der Mensch hat im Durchschnitt 90 000 bis 100 000 Haare auf dem Kopf. Bei dickem Haar können es auch einmal nur 80 000, bei dünnem Haar sogar 120 000 sein.

Grob gesehen besteht jedes Haar zunächst einmal aus seinem sichtbaren Teil über der Hautoberfläche – dem sogenannten *Haarschaft,* den wir üblicherweise als Haar bezeichnen – und einem nicht sichtbaren Teil in der Haut – der *Haarwurzel.* Die Haarwurzel ragt bis in die Lederhaut hinein, und sie wird umgeben von einer Einstülpung der Oberhaut, die als bindegewebsartige Schicht in diesem Bereich die sogenannte innere und äußere *Wurzelscheide* bildet. Die in der Haut liegende äußere Wurzelscheide wird von zusätzlichem Bindegewebe umschlossen – dem *Haarbalg.*

Im oberen Bereich der Haarwurzel wird die Wurzelscheide von der *Talgdrüse* vollständig umhüllt. Diese Drüse hat die wichtige Funktion, das Haar zu fetten. Pro Tag produziert der Mensch etwa 2 g Talg, wovon die Hälfte auf die Kopfhaut entfällt. Der Haaraufrichtemuskel hat dabei nicht nur die Aufgabe, die Gänsehaut zu erzeugen, sondern auch dafür zu sorgen, daß der produzierte Talg abgestoßen wird.

Der untere verdickte Bereich der Haarwurzel wird als *Haarzwiebel* bezeichnet.

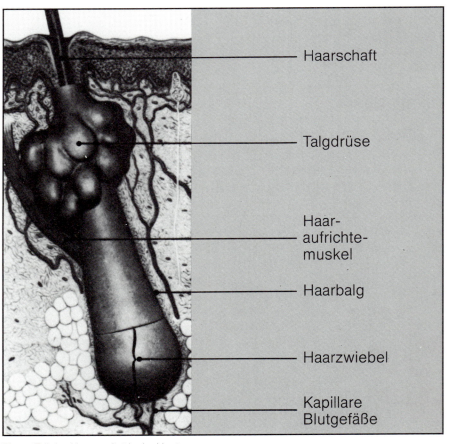

Dieser Teil des Haares sitzt in der Haut

In die ausgebuchtete Haarzwiebel ragt ganz unten die *Haarpapille* hinein. Auf der Oberfläche dieser Papille befindet sich die *Keimschicht* (Matrix), die für die Bildung neuer Haarzellen verantwortlich ist. Die neu gebildeten Zellen sind zunächst noch weich. Wenn sie den Bereich der Haarzwiebel verlassen haben, beginnen sie zu verhornen.

Die gesamte Haarwurzel einschließlich der Talgdrüsen und des Haaraufrichtemuskels bezeichnet man zusammenfassend auch als Haarfollikel. In einem Quadratzentimeter Kopfhaut sitzen durchschnittlich etwa 150 Follikel. Der normale Follikel steht etwas schräg in der Haut, wodurch der „Fall" des Haares festgelegt ist.

Das Haar besteht hauptsächlich aus ▶ *Proteinen,* aus Eiweißstoffen also. Die am häufigsten vorkommende Proteinart ist das ▶ *Keratin* – verhorntes Eiweiß.

Der Haarschaft – das eigentliche Haar also – läßt sich in drei Bestandteile untergliedern: Im Innern befindet sich das *Mark,* es wird umgeben von der *Rinde,* während die äußere Schicht die *Schuppenschicht* bildet. Sie ist nicht zu verwechseln mit den Haarschuppen, die von der Kopfhaut gebildet werden.

Die *Rinde* macht etwa 80% des Haares aus. Sie besteht vor allem aus Keratin und hat einen sogenannten *Fibrillenaufbau.* Unter dem Mikroskop erkennt man, daß diese Fibrillen wie lange Fasern aussehen. Da sie miteinander wie bei einem Seil verdrillt sind, sind sie relativ stark belastbar. Natürlich spielt dabei auch ihre Elastizität eine wichtige Rolle.

Die *Schuppenschicht* bildet die äußere Ummantelung des Haarschaftes. Sie macht etwa 10% des gesamten Haares aus. Dieser Mantel bildet sich aus etwa 5 bis 10 Schichten flacher Schuppen. Die Schuppenränder sind immer zur Haarspitze hin gerichtet. Bei gesundem und gut gepflegtem Haar liegen die Schuppen ganz flach aufeinander, sie bilden dadurch eine derart glatte Oberfläche, daß das darauf fallende Licht reflektiert wird. Der *Querschnitt* des Haares ist verantwortlich dafür, wie sich die Haare insgesamt formen. Haare mit rundem Querschnitt wachsen meist sehr gerade und kräftig. Ein fast rechteckiger Querschnitt ergibt lockiges bis krauses Haar, wie man es etwa bei den Negroiden findet. Aber es gibt auch rhombenförmige und ellipsenartige Querschnitte bei den Haaren. Besonders schwer zu frisieren sind Haare mit bandartigem Querschnitt. In der Keimzone der Haarpapille sitzen zwischen den Keimzellen die *Melanozyten.* Ihre besondere Aufgabe ist die Farbstoffproduktion. Man bezeichnet diesen Farbstoff auch als ▶ *Melanin.* Die Zellen bilden immer nur gelb/rote oder grau/braune Einzelpigmente. Die fertig gemischte individuelle Haarfarbe entsteht aus diesen bei-

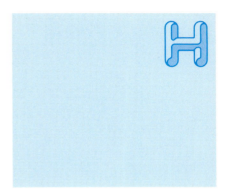

den Pigmenten im Follikel erst nach einigen Tagen, wenn die Farbpigmente etwas weiter nach oben gewandert sind. Im Durchschnitt wächst das Haar pro Tag 0,3 mm, also etwa 1 cm pro Monat. Insgesamt werden Kopfhaare aber nicht viel länger als 80 cm. Die Wachstumsphase eines Haares dauert etwa 5 bis 6 Jahre. Dann stellt es sein Wachstum ein, die Haarwurzel bildet sich zurück, und nach etwa 2 bis 3 Monaten fällt es aus. Im Durchschnitt verliert jeder Mensch täglich zwischen 30 und 50 Kopfhaare. Außer bei Kahlköpfigen werden sie durch ebenso viele neue ersetzt.

▶ Strukturschäden des Haares

▶ CS, Seite 136 ff.

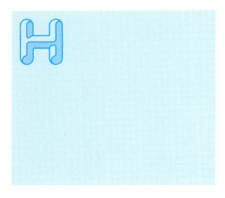

Haare, „fliegende"

▶ „Fliegende" Haare

Haarfärbemittel

Viele Haarfärbemittel sind aus der Textil-, vor allem der Woll- und Pelzfärberei hervorgegangen. Das verwundert nicht, denn unsere Haare unterscheiden sich von der Wolle aus Tierhaaren nur unwesentlich. Der große Unterschied liegt darin, ob man lebende Haare auf dem Kopf oder tote Haare in einem Wollpullover oder einen Pelz färbt.
Die meisten Färbemittel im Handel sind ▶ Oxidationsfarben. Wir halten es nicht für verantwortbar, diese nicht ungefährlichen Farben in die Hand eines Laien zu geben. Das sollte ausschließlich Fachleuten vorbehalten bleiben – den Friseuren und Friseusen also.
Für den Hausgebrauch empfehlen wir vor allem natürliche, ungefährliche *Tönungsfarben,* nicht die z. T. giftigen ▶ Haarfärbemittel. Einzelheiten ▶ Haartönungsfarben, ▶ Haarfärben.

▶ CS, Seite 144
▶ SM, Seite 131 ff.

Haarfärben

Wer seine Haare färben will, muß wissen, daß jedes Haarfärben stets auch ein Bleichen (▶ Blondieren) bedeutet; denn in den modernen Mitteln sind immer Stoffe für beides enthalten. In einem Vorgang werden mit den sogenannten ▶ Oxidationsfarben sowohl die ursprüngliche Farbe ausgetrieben wie der neue Farbstoff aufgezogen. In bestimmten Fällen bilden sich die Farben erst im Haar auf dem Kopf wie in einer chemischen Fabrik.
Wir empfehlen deshalb statt des strukturschädigenden Haarfärbens das risikolose ▶ Haartönen.
Beim Färben wird zunächst die Schuppenschicht (▶ Haare) durch

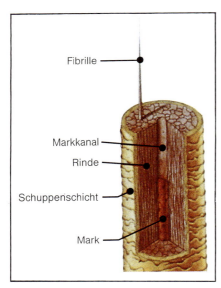

Aufbau des Haares.

eine alkalische Behandlung aufgeschlossen. Bei einem Färben mit Oxidationsfarben dringen kleine, sogenannte Farbbildnermoleküle durch die Schuppen bis zur Faserschicht der Haarrinde vor, in der auch die natürlichen ▶ Farbpigmente sitzen. Dort verbinden sich die kleinen Farbteilchen zu größeren Farbstoffmolekülen, die so groß sind, daß sie aus der Faserschicht nicht mehr herauskommen. Darauf beruht die Dauerhaftigkeit der künstlichen Haarfarben.

Bei einer Farbwahl in einem Ton, wie er auch natürlicherweise vorkommt, erklärt sich das natürliche Aussehen der Färbung mit Hilfe der Chemie dadurch, daß die künstlichen Farbmoleküle an der gleichen Stelle in der Haarrinde sitzen, wie normalerweise die natürlichen Farbpigmente.

▶ Blondieren, ▶ Haarkur,

▶ CS, Seite 143
▶ SM, Seite 132 ff.

Haarfarbe, natürliche

Das Haar erhält seine Farbe durch natürliche ▶ Pigmente, die in die Haarrinde eingelagert sind. Diese Farbbildner (fachmännisch ▶ Melanine genannt) spielen auch beim Braunwerden der Haut eine Rolle. Ebenso wie in der Haut scheinen sie auch in den Haaren eine Schutzfunktion gegen allzu starke ▶ UV-Strahlung zu übernehmen. Deshalb haben Völker der heißen Klimazonen schwarze und die der kalten Breiten helle Haare.

▶ Bleichen, ▶ Haar, ▶ Haarfärben, ▶ Haartönen

▶ SM, Seite 131 ff.

Haarfestiger

besteht aus mindestens 20 % ▶ Alkohol – wodurch man ihn nicht zu konservieren braucht –, aus Wasser und der Festigersubstanz ▶ HF 64. Zusätzlich ist Parfümierung möglich oder Sie können ▶ Kräuterextrakte hinzufügen, müssen dann aber entsprechend viel Wasser abziehen. Alle Zutaten werden kalt verrührt. Haarfestiger wird nach dem Waschen oder Spülen auf das handtuchtrockene Haar gegeben. Am einfachsten geht es mit unserer handgepumpten ▶ Spraydose. Danach das Haar kämmen und auf Lockenwickler aufdrehen.

▶ Fön-Festiger

▶ SM, Seite 147 ff.

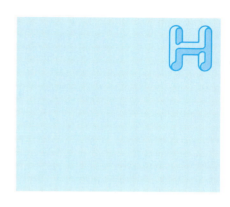

Haarfestigersubstanzen

Wir empfehlen als Festigersubstanz eine Art Kunstharz, ein *Polymer,* wie es auch der ▶ Gelbildner ▶ PN 73 darstellt. Es besteht aus zwei Grundstoffen, die sich zu langen Molekülketten – zu Polymeren – miteinander verbunden haben. Die beiden Grundsubstanzen sind *PVP (Polyvinylpyrrolidon,* ein Stoff, der zum Beispiel auch als Blutplasmaersatz verwendet wurde) und *PVA (Polyvinylacetat),* ein Salz der Essigsäure. Beide Substanzen reizen die Haut auf keinen Fall, und sie wirken auch nicht allergen.

Wir verwenden diese Filmbildner in zwei Arten von Haarfestigern:

- Bei der einen Version handelt es sich um normale Haarfestiger sowie um ▶ Fön-Festiger und ▶ Haargele. Wir nennen sie *Festigersubstanz 64* oder abgekürzt

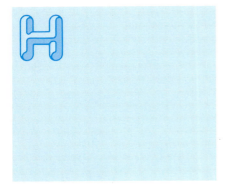

HF 64. Sie besteht aus 60% PVP und 40% PVA, und sie ist ein weißes Pulver. 1 Meßlöffel entspricht 0,5 g.

- In der anderen Ausführung benutzen wir den Filmbildner in unseren ▶ Haarsprays, und wir nennen ihn dann *Haarfestigersubstanz 37* oder abgekürzt **HF 37**. Er besteht aus 30% PVP und 70% PVA. HF 37 ist eine zähe Flüssigkeit; 1 Meßlöffel entspricht 2,5 ml.

PVA ist etwas wetterbeständiger als PVP, dafür ist PVP geschmeidiger. Diese beiden Eigenschaften werden in unseren Rezepten je nach Anwendungsart jeweils optimal aufeinander abgestimmt.

▶ Fönfestiger, ▶ Haarfestiger

▶ SM, Seite 137 f.

Haargel

Haargele eröffnen für die Haarmode eine Menge neuer Möglichkeiten. So gibt es beispielsweise Naßlook-Gel (▶ Wet-Gel) ▶ Styling-Gel, ▶ Sonnenschutz-Gel oder auch ▶ Farb-Gel. Es lassen sich damit in kürzester Zeit die verschiedensten Effekte erzielen.

Aufgetragen wird ein Gel, indem man eine kleine Menge davon zwischen den Fingerspitzen verreibt und z. B. in die Haarspitzen verteilt. In seiner einfachsten Form besteht Haargel nur aus einem ▶ Gelbildner und Wasser.

▶ SM, Seite 150 ff.

Haarkur

Nach dem Waschen lassen sich die nassen Haare nur sehr schwer kämmen. Meist haben sie vom Shampoo auch eine negative Ladung (▶ „Fliegende" Haare). Da wirkt eine Kur oder ▶ Cremespülung wahre Wunder. Sobald sie aufs Haar aufgetragen wird, legen sich positiv geladene Teilchen als feiner Film an das Haar und klammern sich daran geradezu fest (▶ Quat). Dieser Film hält mindestens bis zur nächsten Haarwäsche. Auf rauhem und geschädigtem Haar (▶ Haarschäden) haften die Teilchen besonders gut.

Ist der Film auf dem Haar zu dick, so wirkt es beschwert; ja, es macht einen geradezu schlappen Eindruck. Da kann das Haar sogar leicht fettig wirken, obwohl es frisch gewaschen ist. Sie haben dann die falsche Kur für Ihr Haar gewählt.

Haarkuren sind nicht nach jeder Wäsche nötig; zwischendurch genügen auch leichte *Cremespülungen*. Wirkt das Haar jedoch wieder trocken, dann sollten Sie auf jeden Fall eine neue Haarkur anwenden.

Als Einwirkzeit für Kuren genügen 5 bis 10 Minuten, die Sie aber auch auf 15 Minuten ausdehnen können.

Dringend notwendig sind Kuren nach chemischen Haarbehandlungen wie ▶ Blondieren, ▶ Haarfärben und ▶ Dauerwellen. Um die Haare wieder einigermaßen ins Gleichgewicht zu bringen, ist nach solchen chemischen Behandlungen eine Haarkur mit saurem ▶ pH-Wert unerläßlich. Sie sorgt dafür, daß sich die Schuppenschicht (▶ Haar) wieder anlegt und glättet.

Wer durch Sonne gebleichtes oder strukturgeschädigtes Haar hat, kennt das Problem, daß Tönungen nicht gleichmäßig werden, weil die von Luft und Sonne besonders angegriffenen Deckhaare die Farbe viel stärker aufnehmen als die darunterliegenden Haare. Deshalb empfehlen wir vor der Tönung ebenfalls eine Haarkur; allerdings keine saure, sondern eine Kur mit dem neutralen pH-Wert von etwa 7.

▶ Kurquat KDM

▶ CS, Seite 151 ff.,
▶ SM, Seite 145 ff.

Haar-Mascara

Beim Haar-Mascara bringt man mit dem ▶ Mascara-Bürstchen farbige Strähnen ins Haar. Sie können dafür die gleichen Rezepte verwenden wie für die ▶ Wimperntusche; wobei Sie allerdings die Farbtöne entsprechend ändern müssen. Sie können sowohl normale Pigmente wie ▶ Perlglanzpigmente verwenden. Durch Waschen läßt sich die Farbe leicht wieder entfernen.

▶ SM, Seite 154

Haarquat

Ein neues Mittel, das vergleichbare Eigenschaften hat und ▶ Croquat L ersetzt. Es zieht als Film auf das Haar auf. Wird verwendet im ▶ Conditioner Shampoo.

▶ Cremespülung, ▶ Haarkur,
▶ Quat

Haarschäden

Schon einfache mechanische Beanspruchungen wie Kämmen oder Lockenwickeln können die empfindlichen Haarschuppen (▶ Haar) angreifen.
Scharfe Kanten am Kamm oder der Bürste oder nicht ganz einwandfreie Lockenwickler aus Metall können sogar großen Schaden anrichten. Knikken Sie beim Wickeln niemals die Spitzen ab, und machen Sie den Frisierstab oder den Fön nicht zu heiß. Alles andere als eine Wohltat für die Haare ist auch ständiges Toupieren. Auch intensive Sonnenbestrahlung ist für das Haar nicht gut. Es trocknet allzu stark aus.
Viele Haarschäden lassen sich nicht mehr beheben; auch durch intensive ▶ Haarkuren nicht. Da hilft nur Nachwachsenlassen.
Die Struktur der Haare schädigen besonders ▶ Blondieren, ▶ Dauerwelle.
Lange Haare sind stärker gefährdet als kurze. Bevor es bei kurzen Haaren Probleme mit den Haarspitzen geben könnte, schneidet man sie wieder ab. Lange Haare werden hingegen immer älter, je weiter die Haarspitzen von der Kopfhaut entfernt sind. Es leuchtet ein, daß das für die Haare notwendige Nachfetten durch die Talgdrüsen zur weit entfernten Spitze hin immer komplizierter wird. Da hilft nur besonders schonendes Waschen und regelmäßige Pflege mit Haarkuren.

▶ CS, Seite 136 ff.

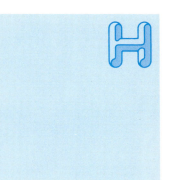

Haarspray

Die Grundbestandteile sind ▶ Haarfestigersubstanz HF 37, ▶ Alkohol und, wenn Sie nicht darauf verzichten möchten, ein ▶ Parfüm. Die Bestandteile brauchen nur zusammengeschüttet und vermischt zu werden. Die Herstellungszeit beträgt also nur wenige Sekunden. Abfüllen können Sie das Spray in nachfüllbare, aufpumpbare ▶ Spraydosen, die ohne das umweltschädliche ▶ Treibgas funktionieren. Als besonderen Spaß hat die Hobbythek ein ▶ Farb-Haarspray entwickelt, das sich leicht bei der Haarwäsche wieder entfernen läßt.

▶ SM, Seite 153 f.

61

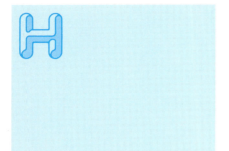

Haarspülung

▶ Cremespülung

Haartönen

Neben dem ▶ Haarfärben, das die Haare immer strapaziert und für Laien nicht zu empfehlen ist, gibt es auch die weniger beständige Haartönung. Sie beruht häufig auf einer Anlagerung der ▶ Farbstoffe von außen. Zum Teil dringen die Stoffe auch ins Haar ein; dies allerdings nur in geringem Maße. Getönte Haare sind also nicht so stark geschädigt wie blondierte oder gefärbte.
Wir haben sowohl mit natürlichen ▶ Haartönungsfarben wie mit künstlichen getönt. Die natürlichen Farbstoffe werden als Extrakt mit Wasser oder Alkohol aus Pflanzen gewonnen (▶ Pflanzen-Farbextrakte). Die synthetischen Tönungsfarben gibt es in 5 Grundfarben.

Aus diesen können Sie (▶ Haartönungsfarben, künstliche) die gewünschte Haartönung zusammenmischen oder selbst mit anderen Mischungen experimentieren.

▶ SM, Seite 159 ff.

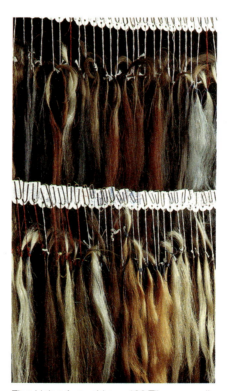

Eine kleine Auswahl aus 400 Tönungen, die mit pflanzlichen und synthetischen Farbstoffen erzielt werden können.

Haartönungsfarben, künstliche

Wir haben für Sie eine Auswahl von 5 verschiedenen Grundfarben (Haartönungsfarben = HT) zusammengestellt:
▶ HT-Blau
▶ HT-Rouge
▶ HT-Zitronengelb
▶ HT-Braun
▶ HT-Mahagoni.
Bei unseren Farben handelt es sich um sogenannte semipermanente, also nicht dauerhaft beständige Haarfarben. Sie ziehen direkt auf das ▶ Haar auf und ergeben eine Mischfarbe aus der natürlichen Farbe Ihres Haares und dem hinzugekommenen Ton.
Die in der Tabelle rechts aufgeführten Mischungen 1–10 aus den 5 Grundfarben können Sie nach unseren Rezepten herstellen. Nach ersten eigenen Erfahrungen können Sie selbst mit anderen Mischungen experimentieren.

▶ Haarfärben, ▶ Haartönen

▶ SM, Seite 160 ff.

Haartönungsfarben

Für den Hausgebrauch empfehlen wir natürliche oder möglichst ungiftige Haartönungsfarben, nicht die wesentlich gefährlicheren ▶ Haarfärbemittel.
Als *natürliche Farbstoffe* aus ▶ Pflanzenextrakten (dort Tönungstabelle) haben wir ▶ Walnußschalen-Extrakt, ▶ Krappwurzel, ▶ Heidelbeer und ▶ Sandelholz-Rot zum ▶ Haartönen eingesetzt.
Zwei weitere natürliche Haartönungsfarben sind ▶ Henna und ▶ Reng, die als Pulverbrei aufgetragen werden.
Als ▶ *Haartönungsfarben,* künstliche haben wir ▶ H.T. Blau, ▶ H.T. Braun, ▶ H.T. Mahagoni, ▶ H.T. Rouge und ▶ H.T. Zitronengelb verwendet. Die Anwendung dieser Farbstoffe können wir nicht völlig bedenkenlos empfehlen. Gegenüber gekauften Tönungsfarben haben Sie bei diesen Farben den Vorteil, daß Sie wissen, auf was Sie sich einlassen. Sie können persönliche Verträglichkeitstests mit jeder einzelnen Grundsubstanz machen, und Sie

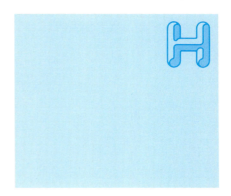

Zur Verfügung stehende Tönungsfarben		Ihre derzeitige Haarfarbe						
		Hell-blond	Mittel-blond	Dunkel-blond	Hell-braun	Mittel-braun	Dunkel-braun	Schwarz
Aschtöne (blaustichig)	1. Hellaschblond	stark	optimal	leicht	–	–	–	–
	2. Mittelaschblond	–	stark	optimal	optimal	leicht	Glanz	–
	3. Dunkelaschblond	–	–	–	stark	optimal	leicht	Glanz
Warmtöne (gelb- und rotstichig)	4. Hellbeigeblond	optimal	Glanz	–	–	–	–	–
	5. Beigeblond	optimal	Glanz	–	–	–	–	–
	6. Goldbraun	–	optimal	optimal	leicht	Glanz	–	–
	7. Mahagony	–	–	stark	optimal	leicht	Glanz	–
	8. Kastanien-Rotbraun (Palisander)	–	–	sehr stark	stark	optimal	Glanz	–
	9. Dunkles Rotbraun (Schwarze Kirsche)	Knallrot Punk	–	–	sehr stark	optimal	Glanz	–
	10. Um grauem Haar den Gelbstich zu nehmen, empfehlen wir Zartsilberweiß							

Farbtabelle für chemische Haartönungsfarben

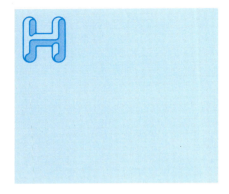

erhalten von uns eine ehrliche Beschreibung der verwendeten Stoffe. In der Farbbeschreibung finden Sie die Farbbezeichnung *C-ext* nach der ▶ Indexnummer. Das bedeutet, daß sie nur äußerlich angewendet werden dürfen. Sie dürfen zwar länger auf der Haut bleiben, sind aber nicht für Erzeugnisse geeignet, die auf Schleimhäuten, in Augennähe und auf Lippen angewendet werden. Nach dem Urteil von Fachleuten, denen wir vertrauen dürfen, sind diese Stoffe sowohl im Hinblick auf ▶ Toxizität (Giftigkeit) als auch auf die Langzeitwirkung akzeptabel.
Von Kindern sollten Sie die Farblösungen allerdings fernhalten, obwohl erst ein halber Liter dieses Farbkonzentrats Kindern akut gefährlich werden kann, wenn sie es trinken. Das bedeutet, daß diese Farblösungen weniger giftig als Seifen oder Alkohol sind.

▶ Haar, ▶ Haartönen

▶ SM, Seite 133 ff.

Haarwäsche

Zur richtigen Haarwäsche gehören nicht zwangsläufig Berge von Schaum. Die Werbung will uns zwar weismachen, daß ohne Schaum kein Waschvergnügen zustande käme. Wir wissen aber, daß gerade die aggressiven ▶ Tenside die höchste Schaumkraft entwickeln, die für den eigentlichen Waschvorgang so gut wie keine Bedeutung hat.
Sinnvoll ist auch eine gründliche *Kopfhautmassage* während der Wäsche. Sie regt die Durchblutung an und damit die Bildung neuer Zellen in der Haarwurzel.
Bei *trockenen* oder ▶ *strukturgeschädigten* Haaren, die das Shampoo samt allen Wirkstoffen wie ein Schwamm aufsaugen, genügt es auf jeden Fall, einmal zu shampoonieren.
Während bei *fettigem* Haar gegen die tägliche Haarwäsche mit einem milden Shampoo nichts einzuwenden ist, sollten Sie bei trockenem Haar nicht öfter als alle drei bis vier Tage waschen.
Um das ▶ „Fliegen" oder die schlechte Frisierbarkeit der Haare zu verhindern, gibt es grundsätzlich die beiden Möglichkeiten der ▶ *Rückfettung* oder der sogenannten *Weichspülung* (▶ Quat).

▶ CS, Seite 147 ff.

Haarwaschmittel

Die Haarwaschmittel der Hobbythek sind besonders mild. Da die höchste Schaumkraft durch besonders aggressive ▶ Tenside entsteht, die wir nicht verwenden, bilden unsere Haarwaschmittel wenig Schaum, der für den Waschvorgang ohnehin kaum Bedeutung hat.
Viele Rezepte der Hobbythek (▶ CS, Seite 148 ff.) enthalten das Mittel ▶ Quat, das das ▶ „Fliegen" der Haare verhindert und sie besser frisierbar macht (▶ Conditioner Shampoo).
Wir möchten allerdings auf eine – auf den ersten Blick – scheinbar unangenehme Eigenschaft unserer besonders milden Shampoos aufmerksam machen, die möglicherweise mitverantwortlich dafür ist, daß die Kosmetikfirmen die extrem haut- und haarfreundlichen Waschgrundsubstanzen ungern verwenden.
Beim Waschen mit Shampoos, die ausschließlich ▶ Lamepon, ▶ Betain oder das ▶ Glycinderivat enthalten, können sich die Haare in Ausnahmefällen stumpf anfühlen. Lassen Sie sich dadurch nicht beirren; nach gründlichem Abspülen mit klarem Wasser werden sich die Haare

wegen der ▶ Substantivität besser und voller als je zuvor anfühlen.

▶ CS, Seite 148 ff.

Haarwasser

Dient vor allem der Pflege der Kopfhaut. Haarwässer enthalten ▶ Alkohol und dem Pflegezweck entsprechende Wirksubstanzen z. B. gegen ▶ Schuppen oder zur besseren Kopfhautdurchblutung (▶ Vitamin-E-Nicotinat). Es wird auch nicht auf das gesamte Haar verteilt, sondern gezielt auf die Kopfhaut aufgetragen.

▶ SM, Seite 154

Haltbarkeit selbstgerührter Cremes

Wenn man seine Kosmetika so natürlich wie möglich zu Hause selbst herstellt, möchte man auf ▶ Konservierungsmittel weitgehend verzichten. Entscheidend dafür ist, daß jeweils nur kleine 30-g-Mengen frisch angerührt werden, die „zum alsbaldigen Verbrauch" bestimmt sind.
Sie können ein übriges zur Hygiene tun und die Creme nicht mit dem Finger, sondern mit einem sauberen Spatel oder Löffelstiel (Kunststoff) aus der Dose holen. Dann hält sich die Creme bis zu 1 Woche; gekühlt sogar bis zu 2 Wochen. Diese Zeiten gelten aber nur für Cremes, in denen keine proteinhaltigen Zusatzstoffe wie ▶ Kollagen, ▶ Elastin usw. enthalten sind. Diese verderben schneller als die ▶ Emulsion. Ohne Konservierungsstoffe halten sich diese Cremes bei Raumtemperatur bestenfalls 3 Tage, im Kühlschrank bis maximal 1 Woche.
Beschriften Sie Ihre Creme unbedingt mit dem Herstellungs- bzw. Haltbarkeitsdatum, damit Sie stets wissen, wie alt sie ist.

▶ Konservierungsmittel,
▶ sanfte Kosmetik

▶ CS, Seite 42 u. 59
▶ SM, Seite 71 f.

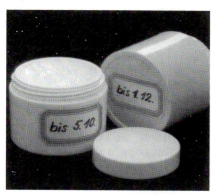

Das Haltbarkeitsdatum nicht vergessen.

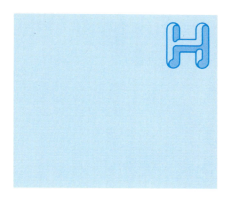

Hamamelis

Ein Strauch, dessen Rinde und Blätter Gerbstoffe enthalten und deshalb ▶ adstringierende Eigenschaften haben, was besonders bei unreiner und großporiger Haut erwünscht ist. Die Gerbstoffe werden mit ▶ Alkohol aus der Pflanze herausgezogen (▶ Tinktur). Wird eingesetzt in Gesichtswasser, ▶ After shave, ▶ Mundwasser, ▶ adstringierenden Mitteln.

▶ Pflanzenextrakte

Handcreme

Die Handcreme der Hobbythek enthält Bienenwachs, welches den besonderen Schutzfilm der Haut gegen Wind und Wetter bildet.

▶ CS, Seite 75

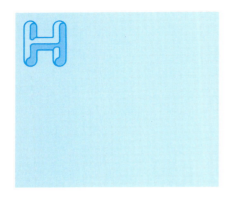

Harze

sind meist pflanzliche Naturprodukte. Sie verdunsten nicht, sind hart bis spröde und durchscheinend. Die meisten Harze sind wasserunlöslich, lösen sich dagegen in ▶ ätherischen Ölen und ▶ fetten Ölen (▶ Öle, pflanzliche), außerdem in ▶ Alkoholen und ▶ Lösungsmitteln. Harze schmelzen beim Erwärmen. Sie bestehen aus unterschiedlichsten Substanzen, deren Zusammensetzung noch nicht völlig geklärt ist. Die häufigsten Bestandteile sind Terpene und aromatische Verbindungen. Harze setzen sich hauptsächlich zusammen aus: Harzsäuren, Harzalkoholen und -phenolen, Harzester und indifferenten Stoffen, die sich chemisch nicht klassifizieren lassen. Harze verderben nicht, sie widerstehen Schimmel- und Bakterienbefall; deshalb können sie Jahrtausende überdauern (Bernstein, ein Koniferenharz, entstand vor ca. 50 Millionen Jahren).

Aus Nadelhölzern und Koniferenarten treten bei Verletzung der Rinde Balsame oder milchig-trübe Säfte aus, die an der Luft zu Harzen erhärten. Wenn sie mit wasserlöslichen ▶ Kohlenhydraten vermischt sind, nennt man sie Gummiharze (▶ Myrrhe). Pflanzliche Harze sind z.B. Kolophonium, Mastix, ▶ Benzoe (Siamharz) oder auch Penbalsam (stark allergen). Zu den seltenen tierischen Harzen gehört Schellack, ein beschränkt zugelassener Lebensmittelzusatzstoff z.B. für Kaugummi; bekannter ist ▶ Propolis.

Haut

Sie besteht aus der *Oberhaut* (Epidermis), *Lederhaut* (Cutis) und der *Unterhaut* (Subcutis).

Die *Unterhaut* wird aus lockerem Bindegewebe gebildet, in dem sich Fettpolster befinden, die Druck und Stoß von außen abfangen und verringern, die aber auch gleichzeitig als Wärmeisolation dienen. Außerdem stellt dieses Fett auch eine Nährstoffreserve dar. Die Unterhaut wird deshalb oft als Unterhautfettgewebe bezeichnet.

Die darüberliegende *Lederhaut* besteht ebenfalls aus Bindegewebe, das aber wesentlich straffer ist. Die Festigkeit und Elastizität der Lederhaut ist auf das Vorhandensein der Kollagenfaserbündel (▶ Kollagen) und der elastischen Netze des ▶ Elastins zurückzuführen. Sie wird durchzogen von sehr vielen Kapillaren, von besonders feinen Blutgefäßen also. Diese starke Durchblutung dient zum einen der Hauternährung, zum anderen aber auch der Temperaturregulierung.

Ebenfalls nötig für den Wärmehaushalt sind die *Schweißdrüsen*, die auch in der Lederhaut eingebettet sind. Nach außen hin enden sie als feine Poren. Im Bereich der Lederhaut sitzen auch die *Haarwurzeln* (▶ Haar), in deren unmittelbarer Nähe sich die *Talgdrüsen* befinden, deren Aufgabe es ist, das Haar und gleichzeitig auch die Haut zu fetten und damit geschmeidig zu halten. Am Ende jeder Haarwurzel sorgt ein feiner Muskel dafür, daß die Talgdrüsen regelmäßig ihr Sekret abgeben. Bei Kälte ziehen sich diese Muskeln so stark zusammen, daß die Körperhaare sich aufrichten (sog. Gänsehaut).

Über dieser weichen Lederhaut liegt schützend die *Oberhaut*. Sie wird nochmals gegliedert in eine *Keimschicht* und eine *Hornschicht*. In der Keimschicht entstehen unter anderem auch die Hautpigmente (▶ Melanin), die die Haut braun färben und als natürlicher ▶ Sonnenschutzfaktor dienen. Die Bezeichnung Keimschicht deutet schon darauf hin, daß hier immer neue Zellen gebildet werden.

Die Hauptaufgabe der normalerweise etwa 0,1 mm dicken Hornschicht ist, die darunter liegenden Blutgefäße, Nerven, Tastkörperchen, Drüsen usw. vor oberflächlichen Verletzungen, Temperaturschwankungen, Druck, Stoß usw. zu schützen. Von diesen abgestorbenen Zellen der Hornschicht lösen sich ständig winzige Schuppen ab, die durch die nachrückenden Zellen aus der Keimschicht ersetzt werden. Die Haut erneuert sich ständig in einem Rhythmus von rund 28 Tagen.

▶ Hydrolipidmantel, ▶ Keratin, ▶ Protein, ▶ Säuremantel, ▶ Seborrhöe, ▶ Sebostase

▶ CS, Seite 12 ff.

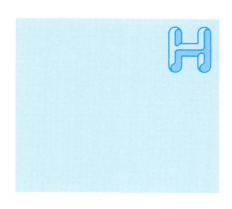

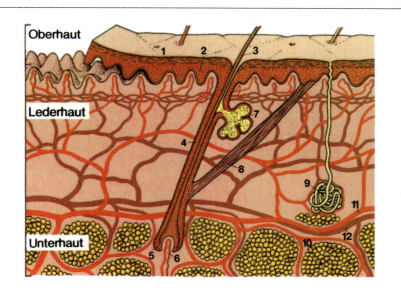

1 Hornschicht
2 Keimschicht
3 Haar
4 Haarbalg
5 Haarzwiebel
6 Versorgende Kapillare (Blutgefäße)
7 Talgdrüse
8 Haarbalgmuskel
9 Schweißdrüse
10 Unterhautfettgewebe
11, 12 Blutgefäße

Die menschliche Haut ist ein kompliziertes, aber überaus sinnreich funktionierendes Organ.

Hautfeuchtigkeit

Die Haut feucht zu halten, ist eine sehr wichtige Eigenschaft von Cremes und Körpermilch. Es gibt spezielle Feuchtigkeitswirkstoffe, zu denen zählen: ▶ Elastin, ▶ Fibrostimulin, ▶ Hyalomuco-Lösung, ▶ Kollagen, ▶ PN 73, ▶ Lipodermin.
Der Wasseranteil der Haut sinkt im Durchschnitt von 13 Prozent beim Kind auf weniger als 7 Prozent beim alten Menschen. Ältere Menschen sind deshalb auf pflegende Kosmetika besonders angewiesen, die den Feuchtigkeitsgehalt der Haut erhöhen.

▶ Hauttypen, ▶ Hydrolipidmantel, ▶ Unverseifbares

Hautfreundliche Stoffe

▶ Sanfte Kosmetik

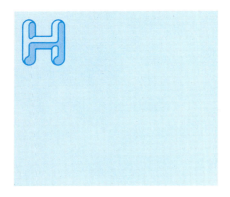

Hautfreundlichkeit

Das zentrale Kriterium für die ▶ sanfte Kosmetik der Hobbythek, nach dem Substanzen ausgewählt und Rezepte zusammengestellt wurden. Dabei wurde vor allem auf mögliche ▶ allergische Reaktionen geachtet, unter denen heute ein großer Teil der Menschen leidet. Die absolut offene Beschreibung aller Grade von Hautfreundlichkeit der Stoffe bzw. bestimmter Risiken gestattet es Ihnen, auf Ihre individuellen Bedürfnisse ausgerichtete Kosmetika selbst herzustellen.

Hauttypen

Man unterscheidet 3 Hauttypen:
1. *Normale Haut* mit ausgeglichenem Fett- und Wasseranteil, die sich allerdings mit zunehmendem Alter ändern. Der Wasseranteil der Haut sinkt im Durchschnitt von 13 Prozent beim Kind auf weniger als 7 Prozent beim alten Menschen. Das steht im Zusammenhang mit der immer geringer werdenden Hautfettproduktion. Zum Beispiel wird die Talgabsonderung bei Frauen über 50 Jahre – bedingt durch die hormonelle Veränderung – besonders stark reduziert.
2. *Fette Haut* haben vor allem Jugendliche. Meist hat diese Haut auch große Poren. Sie braucht keine Creme, die ihr Fett zuführt, sondern vor allem sanfte Reinigung. Oft tritt gleichzeitig die ▶ Akne auf, weil durch die übermäßige Talgproduktion die Poren verstopfen und sich entzünden. Auch die ▶ Keratinbildung ist gesteigert, und es kommt zu einer starken Hautverhornung, die übrigens zusätzlich an der Verstopfung der Poren beteiligt ist.
Eine fette Haut hat durchaus auch Vorteile: Im Alter haben diese Menschen weniger Falten.
3. *Trockene* und *empfindliche Haut* ist heute ungewöhnlich häufig – auch bei jungen Menschen. Das Problem der trockenen Haut ist, daß sie zu wenig Talg absondert. Der natürliche ▶ Hydrolipidfilm enthält also weniger Fett, aber gleichzeitig auch weniger Feuchtigkeit, denn das Fett bindet die Flüssigkeit an die Hautoberfläche. Außerdem ist der Hydrolipidmantel nicht stark genug, um die übermäßige Verdunstung von Flüssigkeit zurückzuhalten.

Dann gibt es noch die *Mischhaut*, bei der Stirn, Nase und Kinn fett sind und die restlichen Partien trocken. Die trockenen Bereiche sollte man gründlich eincremen, während die fettigeren Stellen besonderer Sorgfalt bei der Reinigung bedürfen. Trotzdem ist es nicht unbedingt nötig, unterschiedliche Reinigungs- und Pflegeprodukte für die verschiedenen Hautpartien zu verwenden.

▶ CS, Seite 17 f.

Heidelbeer-Extrakt

Natürliche Haartönungsfarbe. Der Sud eignet sich für dunkelblonde bis dunkelbraune Haare; er erzeugt dann einen leichten Silberglanz (Ascheton). Auf hellblondem Haar wirkt er zu blau.

▶ Pflanzen-Farbextrakte

▶ SM, Seite 134

Heilkräuter

▶ Kräuter

Henna

Natürliche ▶ Haartönungsfarbe. Henna heißt nichts anderes als Rot. Das grünliche Pulver wird aus den getrockneten Blättern des subtropischen Cypernstrauchs *(Lawsonia alba)* gewonnen. Im Frühling geerntete Blätter enthalten vor allem Gerbsäure und kaum ▶ Farbstoff. Das daraus gewonnene Henna wird oft zur Haarpflege verwendet. Dazu sagen allerdings einige Fachleute, daß eine allzu häufige Behandlung das Haar auf die Dauer spröde macht. Das Henna mit Farbwirkung wird erst im Herbst geerntet, wenn sich der Farbstoff voll ausgebildet hat.

Henna gehört chemisch zur Gruppe der Naphthochinonen, weil dieser natürliche Farbstoff auf Naphthalin aufbaut. Man kann ihn mittlerweile auch synthetisch herstellen. Aber nur der natürliche, im Hennapulver enthaltene Farbstoff ergibt eine gute Haarfarbe. Es ist nicht möglich, aus Henna färbende Extrakte mit zufriedenstellender Wirkung zu gewinnen. Glauben Sie keinen falschen Versprechungen. Manchmal sind sogar im Hennapulver zusätzliche Farbstoffe enthalten, die verschiedene Rottöne ergeben.

Je nach natürlicher Farbe des Haares ergibt Henna unterschiedliche rötliche Töne.

▶ SM, Seite 133 f.

HF 64 / HF 37

▶ Haarfestigersubstanzen

Holan

▶ Emulgator, der die Herstellung ▶ kaltgerührter Hautcreme und Milch gestattet. Holan ist nicht für Speisezwecke zugelassen. Es genügen jedoch Mengen, die zum Teil geringer als ein Anteil von 1% sind. Das bedeutet, daß nur minimale Mengen mit der Haut in Berührung kommen. Solche flüssigen Emulgatoren sind meist Polyethylenglycole, die nicht ganz unproblematisch auf empfindlicher und trockener Haut sind. Holan hat aber so hervorragende Eigenschaften, daß wir meinen, es vertreten zu können. Zum einen hat es bei vielen Tests auch in höherer Dosierung weder bei Allergikern noch bei Hautkranken irgendeine negative Wirkung gezeigt. Zum anderen wirkt es bereits bei geringen Konzentrationen. CTFA-Bezeichnung: PEG-10 polyglyceryl-2 laurate.

▶ SM, Seite 113 ff.

Hopfen

▶ Pflanzenextrakte

Hornschicht

▶ Haut

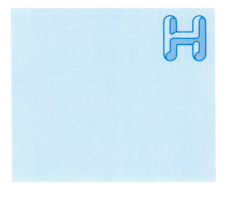

H.T. Blau

(▶ Haartönungsfarbe, ▶ Haartönen)
▶ Index-Nr. 56059.
Offizielle Farbbezeichnung:
C-ext Blau 17. Organischer Farbstoff: Naphthochinon

Dies ist nach unserer Auffassung der problematischste Farbstoff unter den synthetischen Tönungsfarben, obwohl er – wie das ▶ Henna – relativ naturnah ist. Die Haut kann davon doch leicht gereizt werden; außerdem wurden an einem Bakterienstamm bei entsprechenden Untersuchungen Erbgutveränderungen beobachtet, allerdings nicht bei höheren Lebewesen. Der reine Farbstoff gehört in die Giftklasse T 3 (schwach giftig). Die 1%ige Lösung gehört in die Klasse T 1 (relativ harmlos).

▶ Toxizität

▶ SM, Seite 135 f.

69

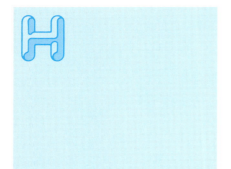

H.T. Braun

(▶ Haartönungsfarbe; ▶ Haartönen)
▶ Index-Nr.: 12251
Offizielle Farbbezeichnung:
C-ext Braun 6
Organischer Farbstoff: Azofarbe
Bei Tests wurden keinerlei Hautreizungen oder sonstige Nebenwirkungen festgestellt.
Der reine Farbstoff ist in die Giftklasse „kaum giftig" einzustufen.

▶ Toxizität

▶ SM, Seite 135 f.

H.T. Mahagoni

(▶ Haartönungsfarbe; ▶ Haartönen)
▶ Index Nr.: 12250
Offizielle Farbbezeichnung:
C-ext Braun 5
Organischer Farbstoff: Azofarbe
Bei Tests wurden keine Hautreizungen oder sonstige Nebenwirkungen festgestellt.
Der reine ungelöste Farbstoff ist der Giftklasse T 3 (wenig giftig) zuzuordnen, die 1%ige Lösung der Klasse T 1 (relativ harmlos).

▶ Toxizität

▶ SM, Seite 135 f.

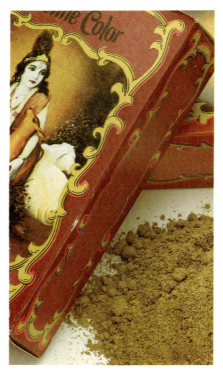

Der Farbstoff aus dem grünlichen Hennapulver tönt die Haare rot.

H.T. Rouge

(▶ Haartönungsfarbe; ▶ Haartönen)
▶ Index-Nr. 12245
Offizielle Farbbezeichnung:
C-ext Rot 64
Organischer Farbstoff: Azofarbe
Bei Tests wurden keine Hautreizungen oder sonstige Nebenwirkungen beobachtet.
Der reine Farbstoff gehört in die Giftklasse T 1 (relativ harmlos). Die 1%ige Lösung ist praktisch ungiftig.

▶ Toxizität

▶ SM, Seite 135 f.

H.T. Zitronengelb

(▶ Haartönungsfarbe; ▶ Haartönen)
▶ Index-Nr. 12719
Offizielle Farbbezeichnung:
C-ext Gelb 25
Organischer Farbstoff: Azofarbe
Der reine Farbstoff gehört in die Giftklasse T 3 (schwach giftig). Die 1%ige Lösung gehört in die Klasse T 1 (relativ harmlos).
Obwohl wir diese Farbkonzentrate in 1%iger Lösung anbieten, sind sie äußerst farbintensiv. Gehen Sie deshalb vorsichtig damit um, und halten Sie sich streng an unsere Rezepte.

▶ Toxizität

▶ SM, Seite 135 f.

Hyalomuco-Lösung

Exakt: Hyalomucopolysaccharid. Hautfreundlicher Wirkstoff.
Zur Gruppe der Zucker gehörende Polysaccharide haben sich zu langen Ketten zusammengeschlossen und bilden durch Vernetzung Zellsubstanzen. Zu diesen zählt auch die Hyaluron-Säure. Sie bildet die Hauptkomponente der Grund- und Füllsubstanz zwischen den Zellen. In besonders hoher Konzentration ist sie in der Gelenkflüssigkeit und im Glaskörper des Auges enthalten.
Der Nutzen dieser Substanz, die man in ▶ Liposomgel einarbeiten kann, ist immer noch umstritten. Im Bereich der Kosmetik glaubt man, mit ihr Alterungsprozesse der ▶ Haut aufhalten zu können.

▶ Fibrostimulin K

▶ SM, Seite 127

Hydrolipidmantel (der Haut)

In diesem Begriff steckt das Wort *Hydro,* das auf den Wassergehalt hindeutet, während die Bezeichnung ▶ *Lipide* den Oberbegriff für Fette und Lipoide meint. *Lipoide* sind fettähnliche Substanzen, die im lebenden Organismus vorkommen.
Die Lipide bilden mit dem wäßrigen Schweiß eine Emulsion auf der Haut. Als Emulgatoren dienen dabei das vorhandene ▶ *Lecithin* und das ▶ *Cholesterin.* So entsteht der *Hydrolipidfilm.*
Würde der Talg einfach als Fettfilm auf der Haut bleiben, so hätte das Nachteile. Da normales Fett nicht wasserlöslich ist, könnte der Schweiß diesen Talgfilm nicht durchdringen und verdunsten. Weil dieses natürliche Hautfett sich mit relativ viel Wasser verbinden kann, sorgt ein ausreichender Lipidfilm auch für eine entsprechende Feuchtigkeitsspeicherung (▶ Hautfeuchtigkeit). Außerdem hat er auch antimikrobielle Eigenschaften, die aber nur sehr gering sind. Die Hemmung des Bakterienwachstums auf der Haut übernimmt in stärkerem Maße ein anderer Schutzfilm: der *Säuremantel.*
Wird der Hydrolipidmantel zerstört – zum Beispiel durch Waschen! –, so braucht er 5 bis 8 Stunden bis zur vollständigen Erneuerung. Ausgleichen kann man dies durch eine Creme oder Milch, die nichts anderes als eine Emulsion wie der Hydrolipidmantel sind, weshalb sie die Haut bei weitem elastischer machen, als es die Behandlung mit reinem Fett bewirkt.

▶ Haut, ▶ Säuremantel

▶ CS, Seite 14 f.

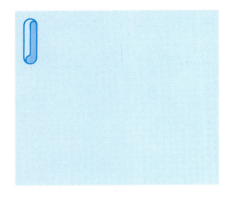

Incroquat Behenyl

Als Zusatz von ▶ Haarkuren verhindert es ▶ "fliegende" Haare.
CTFA-Bezeichnung: Trimethyl behenyl ammonium chloride.
Eine Mischung aus ▶ Quat und ▶ Emulgator. Es wurde für die ▶ Haarkur und ▶ Cremespülung verwendet. Es kann allerdings ▶ freie Amine enthalten. Das ist im Prinzip ein Problem etlicher vergleichbarer Mittel. Trotzdem empfehlen wir jetzt ▶ Kurquat KDM, das zwar ebenso viele freie Amine enthalten kann. Da aber seine Emulgierfähigkeit höher ist, genügt eine geringere Dosierung, so daß in der fertigen Haarkur im ungünstigen Fall maximal nur noch 0,02 % freie Amine enthalten sein können.

▶ CS, Seite 123

Indexnummer

Im Ringbuch ▶ "Kosmetische Färbemittel" der Deutschen Farbstoffkommission und in der ▶ Kosmetikverordnung können Sie die Daten der von uns verwendeten ▶ Pigmente nachprüfen. Jedes Pigment und jeder zugelassene ▶ Farbstoff hat darin eine Indexnummer. Zu Ihrer Orientierung geben wir diese Nummer jeweils bei den einzelnen Farbstoffen und Pigmenten an.

▶ SM, Seite 46 ff.

Indigo

▶ Reng

Insektenabwehrende Mittel

Von einigen ätherischen Ölen wird gesagt, daß sie in der Lage sind, lästige Insekten zu vertreiben. Folgende ▶ ätherische Öle sind geeignet: Citronellöl, Nelkenöl und Lavendelöl, Zedernholzöl, Zimtrindenöl. Außerdem werden Aloeextrakt und Walnußblätterextrakt (nicht für trockene Haut) empfohlen. Süße Duftnoten sind keinesfalls zur Abwehr geeignet.

IPA

Abk. für Isopropylalkohol bzw. Isopropanol ▶ Alkohol

Irritation

Im medizinischen Sinne: Reizung oder Gereiztsein. Auf die ▶ Haut bezogen, die ja von den meisten Kosmetika betroffen ist, ganz allgemein: eine Reizung der Haut, die nicht genau beschrieben wird. Sie kann sich etwa im Brennen der Haut, in Rötung oder ähnlich bemerkbar machen.
Während die Irritation nur eine oberflächliche Reaktion der Haut darstellt, handelt es sich bei der ▶ Allergie um eine Überempfindlichkeitsreaktion des Körpers. Beide spielen in der Kosmetik eine wichtige Rolle. Daher haben wir bei der Beschreibung der von uns verwendeten Substanzen immer wieder auf bekannte Risiken hingewiesen und empfehlen im Zweifelsfall jeweils einen ▶ Allergietest.

▶ Sanfte Kosmetik

Isopropanol/Isopropylalkohol

(Abkürzung: IPA)

▶ Alkohol

Jasminöl

Das natürliche ▶ ätherische Öl gehört zu den wertvollsten Blütendüften, die es gibt. Ein Kilo kostet im Großhandel um 15 000 Mark. Deshalb ist das Jasminöl im Handel meist ▶ naturidentisch hergestellt.

▶ Duftstoffe, ▶ Parfüm,
▶ Riechstoffe

Johanniskraut

▶ Pflanzenextrakte

Jojobaöl

(Sprich: Hohobaöl). Chemisch gesehen handelt es sich gar nicht um ein Öl, sondern um ein flüssiges Wachs. Es sieht allerdings aus wie ein Öl; sobald Sie es aber gekühlt aufbewahren, wird es fest – es erstarrt, während alle anderen, richtigen Öle noch flüssig sind oder höchstens leichte Ausflockungen zeigen. Es schmilzt sofort wieder, sobald das Öl bei normaler Raumtemperatur gelagert wird.

Wachs ist von Haus aus fest; Jojobaöl baut aber auf sehr vielen ungesättigten Wachsen (▶ Fettsäuren) auf, so daß es wieder flüssig ist. Der Grund, weshalb Jojobaöl in den letzten Jahren so wichtig geworden ist, ist seine chemische Ähnlichkeit mit dem natürlichen ▶ Walrat.

Jojobaöl läßt sich leicht und gleichmäßig auftragen und macht die Haut sehr geschmeidig.

Jojobaöl wird gewonnen aus dem nußartigen Samen der Wüstenpflanze Jojoba (Simmondsia chinensis). Hauptanbaugebiete sind Kalifornien, Arizona, Mexiko, Israel, Spanien.

Die Indianer kannten die Pflanze schon vor Hunderten von Jahren als Heilmittel. Einer der Gründe, warum Jojoba heute so teuer ist, ist seine Knappheit. Die meisten Pflanzungen sind nicht älter als 4 bis 5 Jahre. Die Jojobapflanze braucht aber einen Zeitraum von 5 bis 6 Jahren, bis sie Früchte trägt. Deshalb wird vermutet, daß in zwei bis drei Jahren, wenn die ersten Plantagen Früchte bringen, das Öl einen Preisrutsch erfährt. Bis dahin kann man Jojobaöl aber auch gut mit anderen Ölen mischen.

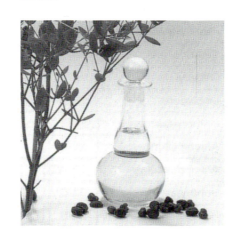

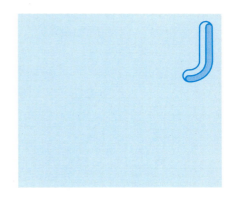

Jojobaöl soll ähnlich wie Avocadoöl vor der ▶ UV-Strahlung der Sonne schützen.

Es wird praktisch nie ranzig. In den teuren Kosmetikprodukten wird Jojobaöl vielseitig verwendet, von Hautpflegecremes bis zu Haarpflegeprodukten.

▶ Öle, pflanzliche

▶ CS, Seite 36 ff.

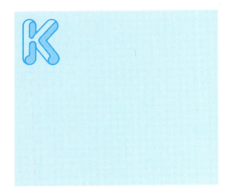

K 100

▶ Euxyl K 100

K 104

▶ Konservierungsmittel. Verdünnte Version von ▶ K 400. Sie kann so entsprechend den Mengenangaben für ▶ Euxyl K 100 im Buch ▶ CS verwendet werden. Besser ist es, wenn Sie stattdessen K 400 nehmen; 1–2 Tropfen auf 30 g Creme.

K 400

▶ Konservierungsmittel. Weiterentwickeltes und milderes Mittel des Herstellers von ▶ Euxyl K 100.
K 400 verdankt seine antimikrobielle Wirkung zwei Grundstoffen, die gemeinsam stärker wirken als einzeln. Man spricht hier von einer *synergetischen Wirkung*. Beide Stoffe sind für sämtliche Kosmetika – außer zunächst noch für Sonnenschutzmittel – uneingeschränkt und ohne zeitliche Begrenzung zugelassen (▶ Kosmetik-Verordnung vom 31. 7. 1986, Seite 1201, Nr. 29 und 36).
Erstaunlich ist die geringe Menge, die man für Cremes oder andere Kosmetika braucht. 1 bis 2 Tropfen (0,1 bis 0,2%) in 30 g Creme reichen aus, um sie zu konservieren. Dabei reicht 1 Tropfen für eine Konservierungszeit von etwa einem Monat, 2 Tropfen für über ein Jahr. Die antimikrobielle Wirkung gilt sowohl für Bakterien als auch für Hefen und Pilzsporen.
Für einen ▶ Allergietest verdünnen Sie K 400 im Verhältnis 1:200; das heißt, 1 Tropfen kommt auf 6 ml Wasser. Tragen Sie diese Lösung auf die Haut auf. Die Konzentration 1:200 ist immer noch höher als im Endprodukt der Creme, so daß im Fall einer Empfindlichkeit sicher eine Reaktion zu erwarten wäre.
K 400 ist eine synergistische Mischung von 1,2-Dibrom-2,4-dicyanobutan und 2-Phenoxyethanol. Zulässige Höchstkonzentration: 0,5%.
Für Fachleute die CTFA-Bezeichnung für die beiden Stoffe:
a) Methyldibromoglutaronitril,
b) Ethylglykolmonophenylether.

▶ K 104

▶ SM, Seite 72 ff.

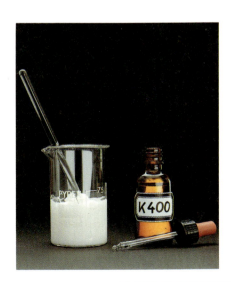

Kajalstift

Kajalstifte verwendet man für die Umrandung der Augen, aber auch als Augenbrauenstifte und ▶ Lippenkonturenstifte. Man kann sie in allen erdenklichen Farbtönen, auch mit ▶ Perlglanzpigmenten herstellen. Fürs Selbermachen gibt es leere Holzstifte. Deren Öffnung muß mindestens 2 mm Durchmesser haben. Schneiden Sie die leeren Stifte in der Mitte mit einem Küchenmesser durch; gekürzt lassen sie sich leichter füllen. Vor dem Füllen die leeren Stifte erwärmen, z. B. im Backofen bei 60 °C.

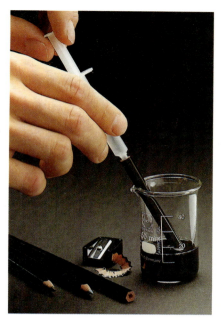

Mit Hilfe einer Impfspritze ohne Nadel wird die Farbmischung in den Kajalstift gezogen.

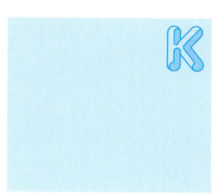

Für Kajalstifte gibt es einen besonderen Spitzer, der im Gegensatz zu normalen Spitzern für eine sehr kurze Spitze sorgt, die nicht so schnell abbricht.

▶ SM, Seite 89 ff.

Kakaobutter

ist ein sehr hochwertiges natürliches Fett, das aus der Kakaobohne gepreßt wird. Wir verwenden sie als ▶ Konsistenzgeber. Im Normalzustand ist Kakaobutter fest und spröde, ihr Schmelzbereich liegt bei 32 bis 34 °C. Ein entscheidender Vorteil ist die ziemlich große Stabilität gegen ▶ Ranzigwerden. Sie kann mit allen pflanzlichen Ölen gemischt werden und ergibt eine sehr weiche, softige, leichte Creme. Man kann sie auch mit anderen Konsistenzgebern mischen.

Im Gegensatz zu ▶ Bienenwachs, ▶ Walratersatz und ▶ Cetylalkohol wirkt Kakaobutter wie ▶ Schibutter auf die Haut zugleich fettend.

Kakaobutter hinterläßt in der Kosmetikcreme keinerlei Rückstände und zieht schön in die Haut ein, allerdings macht sie die Haut auch glänzend; sie ist also mehr für die ▶ Nachtcreme geeignet.

▶ CS, Seite 41

Kaliumseife

Seife im klassischen Sinne.

▶ Seife

Kaliumsorbat

Ein unbedenkliches, für Lebensmittel zugelassenes ▶ Konservierungsmittel. Es ist das Salz der *Sorbinsäure* und wird mit der Nummer E 202 in Lebensmitteln, in denen es enthalten ist, gekennzeichnet. Sorbinsäure hat die Bezeichnung E 200. Reines Kaliumsorbat ist ein weißes Pulver, das licht- und sauerstoffempfindlich ist und deshalb gut verschlossen aufbewahrt wird.

Weil es nur in geringer Dosierung verwendet wird (0,2%), bekommen Sie es als bereits vorverdünnte wäßrige Lösung zu kaufen, die 16,5% Kaliumsorbat enthält. Sorbinsäure wird auch von kritischer Seite als der ungefährlichste Lebensmittelkonservierungsstoff angesehen. Wir verwenden es vor allem in ▶ Zahnpasta.

Wichtig ist der ▶ pH-Wert der zu konservierenden Substanz. Kaliumsorbat wirkt am besten bei pH 5. Bei Werten über pH 6 geht der konservierende Effekt verloren.

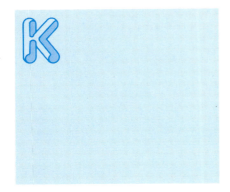

Kaltgerührte Hautcreme und Milch

Nach den Standard-Rezepten der Hobbythek, die bereits sehr unaufwendig sind, werden Zutaten wie Fett, Öl, Emulgator und die ▶ Wasserphase zunächst getrennt erhitzt und dann zusammengerührt bis zum Erkalten (▶ Creme-/Milchzubereitung).
Auch bei unseren kaltgerührten Cremes verwenden wir ausschließlich Speiseöle wie Mandel-, Avocado-, Weizenkeim-, Maiskeimöl. Kaltemulgatoren sind zunächst ▶ Oxypon und ▶ Mulsifan (Badeöle). Mit dem Emulgator ▶ Holan lassen sich Öl-in-Wasser-Verbindungen mit den Gelbildnern ▶ PN 73 und ▶ Xanthan für Cremes und Milcharten herstellen. Die Gelbildner stabilisieren u.a. die Creme bei höheren Temperaturen (Sonnenschutzcreme). Mit dem natürlichen Emulgator ▶ Lecithin 63 % lassen sich sogar Wasser-in-Öl-Emulsionen erreichen. Einsatzmenge ca. 5 %.
Das Herstellverfahren ist derart simpel, daß man bestenfalls 1 bis 2 Minuten dafür benötigt. Da ist selbst tägliches Anrühren zumutbar, so daß wir auf ▶ Konservierungsmittel hier völlig verzichten können.

▶ SM, Seite 115 ff.

Kamille

Sie hat nachweislich eine bakterien- und entzündungshemmende Wirkung.
Eine Pflanze enthält generell eine Mehrzahl von Wirkstoffen, wobei sich die Wissenschaftler häufig nicht sicher sind, welche dieser Bestandteile im einzelnen eine Rolle spielen und welche nicht. Zur Anwendung kommt seit jeher entweder der wäßrige Auszug aus den Kamilleblüten (Tee) und neuerdings auch ein Frischpflanzenextrakt oder aber das ▶ ätherische Öl, das leider im Falle der Kamille sehr teuer ist. Ein Nachteil der Kamille übrigens, den viele nicht kennen: Diese natürliche Kamille kann – allerdings nur in seltenen Fällen – ▶ Allergien hervorrufen. Der nachgewiesene Hauptwirkstoff in der Kamille ist ▶ *alpha-Bisabolol*.

▶ Kräuter

▶ CS, Seite 50

Kaolin

▶ Bolus (alba)

Karaya-Gummi

▶ natürlicher Gelbildner aus dem Gummi eines indischen Baumes.

Karies

Die Zahnkaries entsteht, weil sich auf der Zahnoberfläche Bakterien ansammeln (▶ Plaque). Sobald ▶ Kohlenhydrate (z.B. Zucker oder Stärke) gegessen werden, bilden sich beim Abbau im Mund Säuren. Dadurch fehlt es in der Plaque an Calcium- und Phosphationen, die sich die Bakterien dann aus dem Zahnschmelz holen, wodurch sie ihm wichtige Mineralstoffe entziehen.
Zur Vorbeugung sind wichtig: Ernährung mit Nahrungsmitteln, die wenig kariogen sind, richtige Mundhygiene, bei der die Plaque entfernt wird, und genügende Fluoridzuführung, die den Zahnschmelz härtet.

▶ Antikaries Fl. P., ▶ Fluor, ▶ Mundwasser, ▶ Zahnpasta

Kariesvorbeugung

3 Voraussetzungen sind wichtig: Ernährung mit Nahrungsmitteln, die

wenig kariogen sind; richtige Mundhygiene, bei der die ▶ Plaque entfernt wird; ausreichende Fluoridzuführung, die den Zahnschmelz härtet.

▶ Antikaries Fl. P., ▶ Fluor,
▶ Mundwasser, ▶ Zahnpasta

Karmesinrot

▶ Kermes

Karmin

Eigentlich Cochenille. Natürlicher tierischer Farbstoff, aus Cochenillenschildläusen hergestellt, für Kosmetika uneingeschränkt verwendbar. Die weiblichen Läuse werden getötet, getrocknet und mit Wasser extrahiert. Diesen Ausgangsstoff läßt man verdunsten, und zurück bleibt das Farbpulver.
Ursprünglich war Karmin ein sehr wertvoller Farbstoff zum Färben von Wolle und Seide. Mit Zinnbeize wurde aus dem Karmin das Scharlachrot, das den Königen vorbehalten blieb. Zur Herstellung von echtem Karmin müssen etwa 3 Millionen Schildläuse gesammelt werden.
Es ist völlig ungiftig und für Lebensmittel zugelassen (es färbt zum Beispiel Campari), aber teuer.

▶ SM, Seite 38 f.

Karnevals-Schminke

Eine hautfreundliche, wischfeste und „atmungsaktive" Schminke, mit der man sich nicht nur das Gesicht, sondern auch den ganzen Körper in Bronze, Gold oder anderen phantastischen Farben schminken kann.
Man kann sie einen ganzen Tag lang auf dem kompletten Körper lassen, allerdings nur, wenn sie nicht zu dick aufgetragen wird. Das ist mit herkömmlicher Schminke nicht möglich, weil sie die lebensnotwendige Hautatmung behindert. Deshalb durfte man früher den ganzen Körper immer nur für wenige Stunden schminken.
Die Basis bilden selbstgerührte Cremes (Rezepte ▶ CS u. SM), in die ▶ Farbpigmente oder ▶ Perlglanzpigmente gemischt werden. Wischfestigkeit entsteht durch ▶ Gummi arabicum. ▶ Glyzerin macht die Schminke elastisch.

▶ Schminken

▶ SM, Seite 107 ff.

Karnevals-Schminkstift

Schminkstifte in sehr intensiven Farben, die man in selbstgedrehten Papierhülsen oder ▶ Lippenpflegestifthülsen selbst gießen kann.
Die Fettmasse der Schminkstifte besteht aus den gleichen Bestandteilen wie ▶ Lippenstift und ▶ Abdeckstift; nur in anderen Massenverhältnissen. Auch das Herstellungsverfahren ist ähnlich. Als Farben können

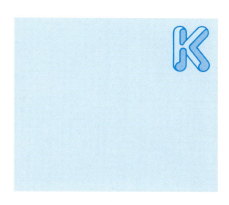

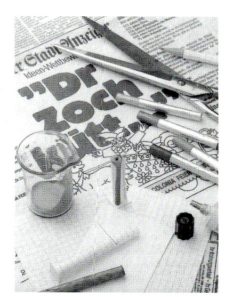

Schminkstifte, in selbstgemachte Papphülsen gegossen.

77

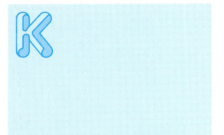

▶ normale Pigmente oder ▶ Perlglanzpigmente eingesetzt werden. Jeder, der sich schon einmal Karnevals-Schminkstifte gekauft hat, kennt den Ärger damit. Die Stifte selbst sind zwar schön farbig, aber wenn man sie auftragen will, ist man enttäuscht. Meist entsteht nur eine blasse, wenig attraktive Farbigkeit. Häufig sind die Stifte auch zu hart und bröckelig. Ein guter Grund, seine Karnevalsstifte selbst herzustellen, um herrlich leuchtende, kräftige Farben zu erzielen.

▶ SM, Seite 105 f.

Karotin

Natürlicher, gelblich-roter Farbstoff in vielen Pflanzen wie Möhre, Tomate, roter Paprika usw. Spielt als Lichtfänger eine Rolle. Die bekannten Arten sind Beta-Karotin und ▶ Canthaxanthin. Ungiftig und uneingeschränkt für Kosmetika verwendbar.

▶ Provitamin A

▶ SM, Seite 38 f.

Karotinöl/Karottenöl

enthält neben ▶ Karotin und karotinähnlichen Stoffen ▶ Vitamin E und andere wertvolle Extraktstoffe. In der Kosmetik wird es in Hautpflegemitteln wie ▶ Cremes und zur Färbung von Produkten eingesetzt.

Kartoffelstärke

Pudergrundstoff. Natürliche Stärke, die sich sehr weich anfühlt. Kartoffelstärke hat ein gewisses Haftvermögen auf der Haut und saugt überschüssige Feuchtigkeit auf. Für kosmetische Zwecke kann ganz normale Speise-Kartoffelstärke verwendet werden.

▶ Kieselsäure, ▶ Magnesiumstearat, ▶ Maisstärke, ▶ Puder, ▶ Talkum

▶ SM, Seite 69

Kationisches Tensid

▶ Tensid

Keratin

Keratine sind unlösliche, faserige ▶ Proteine, die oft eine stabile Schutzschicht bilden. Auf der ▶ Haut sind sie ein wichtiger Bestandteil der Hornschicht. Keratin ist ebenso im menschlichen ▶ Haar wie in der tierischen Wolle, in den Fingernägeln, Klauen, Hufen, Hörnern usw. enthalten.

▶ CS, Seite 15

Kermes

Natürlicher, tierischer roter ▶ Farbstoff, der wie ▶ Karmin aus einer Schildlaus gewonnen wird, der sogenannten Kermes-Schildlaus, die bestimmte in Südeuropa und Kleinasien wachsende Eichenarten befällt.

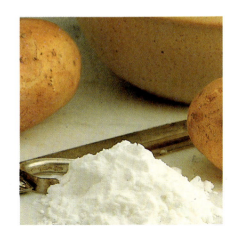

Oft wird die Farbe auch als *Karmesinrot* und fälschlich als Karmin bezeichnet. Kermes bzw. Karmesinrot ist ebenfalls ungiftig und für Kosmetika uneingeschränkt verwendbar.

▶ SM, Seite 38 f.

Kiefern- bzw. Fichtennadelölbad

Das ▶ ätherische Öl wird aus den Nadeln verschiedener Arten wie zum Beispiel der Latschenkiefer aus dem Hochgebirge gewonnen. Sie sind sozusagen die klassischen Duftöle für das Bad, weil sie die Haut besonders gut durchdringen. Sie wirken gegen Beschwerden der Atemwege und auch chronische Katarrhe. Ein angenehmes Bad bei Grippe, Rheuma und Gicht. Gut mischbar mit ▶ Eukalyptus-, ▶ Zypressen- und ▶ Zedernöl.
Kiefern- und Fichtennadelöl dürfen nicht bei Asthma und Keuchhusten angewendet werden, weil es zu spastischen Lähmungen im Atembereich kommen kann.

▶ Badeöl, ▶ Sauna-Aufguß

Kieselsäure

Pudergrundstoff. Kieselsäure ist in der Form, wie wir sie in unseren Rezepten verwenden, ein weißes Pulver, welches aus langen Molekülketten einer Silizium-Sauerstoff-Verbindung (SiO_2) bzw. einer Wasserstoff-Silizium-Sauerstoff-Verbindung besteht. Kieselsäure darf man sich nicht wie eine flüssige, ätzende Säure vorstellen. Es handelt sich vielmehr um feste Körper. Der Chemiker nennt sie nur deshalb Kieselsäure, weil sie sich als *Anhydrid* in Verbindung mit Wasser so verhält. Interessant ist, daß Kieselsäure, zu einem feinen Pulver vermahlen, in Flüssigkeiten zu langen Molekülketten zusammenfindet. Sie bildet dann kolloidale Lösungen (von griech. Kolla = Leim). Aufgrund dieser Eigenschaft kann man mit Kieselsäure ▶ Gelees bilden. Dies gelingt besonders gut in Verbindung mit Ölen.
Wir verwenden Kieselsäure in ▶ Kajalstiften zur Farbintensivierung und als Zusatzstoff im ▶ Trockenshampoo.
Kieselsäure ist absolut ungiftig; man findet sie von Natur aus in vielen Lebensmitteln.

▶ SM, Seite 69, 89 ff., 155

Klettenwurzelextrakt

Pflanzenextrakt, dem in der Volksmedizin haarwuchsfördernde Wirkung zugeschrieben wird. Er gilt auch als ▶ Antischuppenmittel.

▶ Pflanzenextrakt

▶ SM, Seite 141

Körpermilch

Sie enthält mehr Wasser und weniger ▶ Konsistenzgeber als eine feste ▶ Creme. Sie ist dünnflüssig und kann dadurch leicht auf dem ganzen Körper verteilt werden. Die Herstellung ist entsprechend der einer Creme. Auch hier gibt es für jeden ▶ Hauttyp verschiedene Rezept-Varianten (▶ Pflegemilch).

▶ Creme-Herstellung

▶ CS, Seite 60, 62 ff.

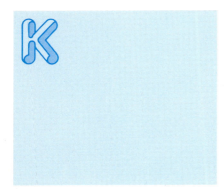

Kohlenwasserstoffe

Klasse der C-H-Verbindungen (C = Kohlenstoff, H = Wasserstoff). D. h., es kommen Kohlenstoff und Wasserstoff als Hauptbestandteile der Verbindungen vor.
Es gibt einerseits *azyclische* bzw. *aliphatische,* kettenförmige Kohlenwasserstoffe, die keine Ringstrukturen enthalten:

= Ethan (Äthan)

= Ethylen (Äthylen)

Zum anderen gibt es *zyklische* bzw. *ringförmige* Kohlenwasserstoffe:

= Benzol

Außerdem unterscheidet man gesättigte und ungesättigte Verbindungen. *Gesättigte* Kohlenwasserstoffe haben nur Einfachbindungen zwischen den einzelnen C-Atomen, während *ungesättigte* Doppel- oder auch Dreifachbindungen enthalten (vergleiche ungesättigte ▶ Fettsäuren):

= Ethan (gesättigt)

= Ethylen (ungesättigt)

= Ethin (Acetylen; ungesättigt)

Kohlenwasserstoffe sind angereichert in Kohle und Erdöl. Besonders die aromatischen Kohlenwasserstoffe, die Benzol-Ringe (s. o.) in ihrer Struktur enthalten, sind oft *giftig* und zum Teil krebserregend.

▶ Benzol, ▶ Fluor-Chlor-Kohlenwasserstoffe, ▶ Paraffin, ▶ Paraffinöl, ▶ Mineralöl

Kollagen

Kollagen ist ein faseriges ▶ Protein (man betont das Wort auf der letzten Silbe). Es ist im Bindegewebe des Menschen und der höheren Tiere das am meisten vorhandene Protein, und es kann bis zu einem Drittel des Körpergewichts ausmachen, evtl. auch mehr. Es gibt verschiedene Arten von Kollagenen, die auch unterschiedliche ▶ Aminosäuren enthalten.
Stets liegen die Kollagenfasern als quergestreifte Fibrillen vor. Die spezielle Anordnung dieser Kollagenfibrillen unterscheidet sich jedoch je nach ihrer biologischen Aufgabe und der Art des Bindegewebes.

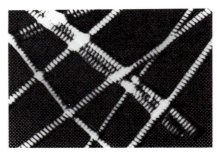

So sehen Kollagenfasern unter dem Mikroskop aus.

In den Sehnen, wo es auf große Festigkeit ankommt, wird das durch parallele Anordnung von Kollagenfaser-Bündeln erreicht. Diese festen Strukturen sind aber nicht sehr dehnbar. Dehnbarkeit ist aber wiederum für die Haut wichtig. Um sie zu gewährleisten, sind die Kollagenfibrillen dort wie ein flächiges Netz miteinander verbunden.

Im gesamten menschlichen Körper und speziell in der Haut bindet das Kollagen sehr viel Wasser. Etwa 20 bis 40% des gesamten körpereigenen Wassers befindet sich normalerweise in der Haut. Das ist einer der Gründe, weshalb die jugendliche Haut so prall, frisch und glatt ist. Mit zunehmendem Alter vernetzt sich das lösliche Kollagen in der Haut zu unlöslichem. Dieses besitzt ein geringeres Wasserbindungsvermögen; die Haut wird schlaffer.

Kollagen wird vor allen Dingen durch Lichteinwirkung zerstört, insbesondere durch die ▶ UV-Strahlung des Sonnenlichtes oder durch die Sonnenbank. Deshalb altert die Haut in jedem Fall schneller durch intensives ▶ Sonnenbaden.

Wenn man nun tierische Kollagenprodukte in Hautpflegekosmetika verwendet, so sollte dieses Kollagen möglichst „nativ" sein. Mit nativ bezeichnet man den Zustand, in dem das Kollagen normalerweise im lebenden Organismus vorkommt, also eine Art Urzustand (nativ = ursprünglich). Nur dieses Kollagen besitzt die gewünschten feuchtigkeitsbindenden Eigenschaften.

Außer diesem aus Kälberhaut gewonnenen, relativ teuren, nativen, *löslichen* Kollagen gibt es auch Produkte aus nativem *unlöslichem* Kollagen, die genau die gleichen guten feuchtigkeitsbindenden Eigenschaften haben (▶ Desamidokollagen). Natives Kollagen, das als Substanz in die Creme gerührt wird, ist meist nur eine 1%ige Lösung; die restlichen 99% sind Wasser. Dadurch kann das in der Creme enthaltene Kollagen auf der Haut viel Wasser binden.

Gelagert wird das native Kollagen im Kühlschrank; da hält es sich mindestens ein halbes Jahr.

Kollagen wird als das Wunderheilmittel gegen Falten und andere Alterungserscheinungen der Haut gepriesen (▶ „Repairkomplex"). Es wurde behauptet, daß das Kollagen von außen her in die Haut eindringt und sie von innen her regeneriert. Das ist natürlich nicht möglich, weil die Kollagenmoleküle viel zu groß sind, um in die Haut einzudringen.

Trotzdem kann Kollagen – oder vergleichbare Substanzen – einer Creme durchaus positive Eigenschaften verleihen, zum Beispiel indem es den Feuchtigkeitsgehalt der Creme auf der Haut länger bewahrt (▶ Hautfeuchtigkeit).

Natives Kollagen, das wir empfehlen, ist konserviert mit 0,4 – 0,5% PHB-Ester, in Phenoxyethanol gelöst.

▶ Haut, ▶ Kollagenhydrolysat,
▶ Lamepon S

▶ CS, Seite 16 f. u. 45

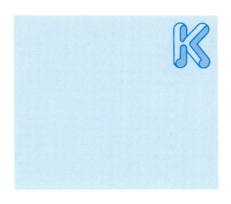

Kollagenhydrolysat

wird durch Zerkleinerung der großen Moleküle des nativen ▶ Kollagens gewonnen. Das kann biologisch durch Enzyme oder chemisch geschehen. In Hautpflegecremes ist natives Kollagen wirksamer, aber der Vorteil der ▶ Eiweißhydrolysate ist, daß sie zum einen viel preiswerter und zum anderen viel leichter zu handhaben sind. Außerdem ist ihre Haltbarkeit besser, so daß sie nicht im Kühlschrank aufbewahrt werden müssen. Sie können bei der Cremeherstellung auch bis auf 70 °C erhitzt werden. Solche Proteinhydrolysate gibt man auch in Haarpflegemittel. Wichtig sind sie vor allen Dingen auch als Zusatzstoffe von ▶ *Tensiden,* deren aggressive Wirkung sie erheblich mildern können. Man erhält es in Form von Pulver wie auch als wäßrige Lösung. Die wäßrige Lösung ist preiswerter, entwickelt aber

81

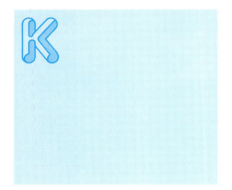

immer einen Eigengeruch und läßt sich deshalb eigentlich nur als Zugabe zur Flüssigseife verwenden.

▶ Lamepon S

▶ CS, Seite 46

Kollagenseife

▶ Lamepon S

Konservierung

(lat.: conservare = erhalten/bewahren) Bezeichnung für Maßnahmen, die verderbliche Materialien in ihrem Zustand erhalten und vor Zersetzung bewahren sollen. Das können so einfache Verfahren wie Gefrieren oder Pasteurisieren sein, aber auch das Konservieren mit sogenannten ▶ Konservierungsmitteln.
Für die Konservierung von Kosmetika sind die erlaubten Mittel und ihre Höchstkonzentration in der ▶ Kosmetikverordnung festgelegt. Allerdings können diese Regelungen z. T. umgangen werden (▶ Formaldehyd); oft nützen sie Menschen auch nichts, die auf Zusatzstoffe mit ▶ Allergien reagieren. Einen Ausweg bietet die selbstgemachte Kosmetik der Hobbythek, bei der Sie auf Konservierung verzichten können.

▶ Aqua conservans, ▶ K 104, ▶ K 400, ▶ Euxyl K 100, ▶ Kaliumsorbat, ▶ Sanfte Kosmetik

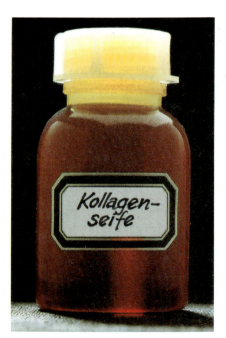

Flüssige Seifensubstanz aus Kollagen (Lamepon).

Konservierungsmittel

Zunächst wollen wir festhalten, daß alle unsere Präparate ohne Konservierungsmittel hergestellt werden können. Allerdings sind viele dann nur etwa eine Woche haltbar, was angesichts der bequemen Herstellung unserer Kosmetika kein großer Nachteil ist. Die Industrie kann auf Konservierungsmittel nicht verzichten, da sie etwa dreijährige Haltbarkeit erreichen muß.
Für den Fall, daß auch Sie aus irgendeinem Grund die Haltbarkeit verlängern wollen, haben wir einige milde Konservierungsmittel erprobt (zur Verträglichkeit ▶ SM, Seite 71):
▶ Aqua-conservans-Konzentrat,
▶ Kaliumsorbat, ▶ K 400, ▶ K 104. Sie erfüllen die Forderung, Hefe- und Schimmelpilzbefall zu verhindern oder Bakterien und andere Mikroben abzutöten oder zumindest ihre Vermehrung zu verhindern, aber die Haut nicht zu schädigen. Trotzdem dürfen Konservierungsmittel nicht in Lebensmitteln und Kosmetika verwendet werden, die ▶ Liposome enthalten.

▶ CS, Seite 42 ff.
▶ SM, Seite 71 ff.

Konsistenzgeber

Mit dem Konsistenzgeber bestimmt man, ob eine Creme etwas weicher oder fester sein soll. Er hilft außerdem, die Creme zu stabilisieren. Konsistenzgeber sind zum Beispiel ▶ Kakaobutter, ▶ Schibutter, ▶ Bienenwachs, ▶ Walratersatz und ▶ Cetylalkohol.

Sie können auch sehr gut verschiedene Konsistenzgeber in einem Rezept miteinander vermischen, damit sie von jeder gewünschten Eigenschaft ein bißchen haben; denn zuviel davon bedeutet meist eine zu feste Creme als Endergebnis.

▶ CS, Seite 40

Kosmetik

Der Begriff ist griechischen Ursprungs und bedeutet Körperpflege, speziell nach ästhetischen Kriterien. Damals wie heute spielt das Gesicht bei der Schönheitspflege eine bevorzugte Rolle, wie schon die Handspiegel und Schminkutensilien aus der Antike zeigen.

▶ Schminken, ▶ sanfte Kosmetik

Kosmetikverordnung

Herausgegeben vom Bundesgesundheitsamt, Berlin. Sie bildet die gesetzliche Grundlage dafür, welche Substanzen und in welchen Mengen diese in Kosmetika eingesetzt werden dürfen. Wir haben ausschließlich Substanzen verwendet, die nach dieser Ordnung unbedenklich sind.

▶ "Blaue Liste", ▶ Indexnummer,
▶ "Kosmetische Färbemittel"

▶ SM, Seite 46

"Kosmetische Färbemittel"

Das Ringbuch für "Kosmetische Färbemittel" wird von der offiziellen Deutschen Farbstoff-Kommission zusammengestellt. Es werden ▶ Farben aufgeführt und bewertet, die in Kosmetika verwendet werden. Wir haben ausschließlich ▶ Farbpigmente (▶ normale Pigmente, ▶ Perlglanzpigmente) verwendet, die unbedenklich sind. Bei den synthetischen ▶ Haartönungsfarben mußten wir nach dem Prinzip des kleinsten Übels vorgehen. Hier haben wir Substanzen mit möglichst geringer ▶ Toxizität (Giftigkeit) ausgewählt. Bei der Beschreibung der einzelnen Farbpigmente bzw. ▶ Farbstoffe haben wir neben der offiziellen Farbbezeichnung die Indexnummer der Farben angegeben, damit Sie diese im Ringbuch für "Kosmetische Färbemittel" leichter auffinden können.

▶ Kosmetikverordnung

▶ SM, Seite 46

Kosmetisches Haarwasser D 95%

▶ Alkohol

Kräuter

Es gibt *Heilkräuter, Würzkräuter* und Kräuter, deren ▶ ätherische Öle man als *Duftstoffe* verwendet. Manche Kräuter gehören zu mehreren Kategorien zugleich (z. B. Thymian als Heil- und Würzkraut).

Kräuter werden geschätzt wegen ihrer ▶ Wirksubstanzen. Dazu gehören ätherische Öle, Duft- und Aroma-Stoffe, aber auch Stoffe mit heilender und kosmetischer Wirkung. Zu den wichtigsten gehören die Bitterstoffe, die zum Teil sehr bitter schmecken, aber den Appetit und die Sekretion der Magensäfte anregen. Man findet sie unter anderem in den verschiedensten Kräuterlikören.

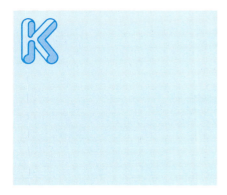

Außerdem finden sich in vielen Pflanzen *Gerbstoffe,* die den Mund „zusammenziehen". Sie sind wasserlöslich und mildern, innerlich angewendet, die Reizbarkeit und Schmerzen. Bei äußerlicher Anwendung können sie starke Schweißbildung lindern, Entzündungen der Mundhöhle heilen usw.
Die Wirksubstanzen gewinnt man durch Kochen (▶ Absud), ▶ Destillation, ▶ Digestion, ▶ Extraktion, ▶ Mazeration, ▶ Sprühtrocknung.

▶ Extrakt, ▶ Kräuterextrakt, ▶ Sprühgetrocknete Extrakte

▶ HT 10, Seite 84 ff.

Kräuterauszüge/-extrakte

▶ Extrakte,   ▶ Pflanzenextrakte, ▶ Sprühgetrocknete Extrakte

Kräutercreme

▶ Balsam

Krapp

Natürlicher, aus der Krappwurzel gewonnener roter Farbstoff, der vom Mittelalter bis zur Neuzeit eine große Rolle spielte. Die Färberröte, so der deutsche Name der Pflanze, wächst im Mittelmeerraum und in Vorderasien. Gering giftig. Ergibt als Haartönungsfarbe bei hell- bis mittelblondem Haar einen warmen Braunton.

▶ Haartönen

▶ SM, Seite 38 f., 156 ff.

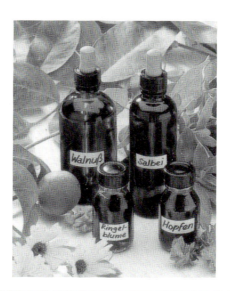

Krauseminzeöl

▶ Ätherisches Öl, das aus dem blühenden Kraut von *Mentha spicata* gewonnen wird. Hauptproduzent sind die USA, aber auch Spanien, Marokko und Tunesien. Dieses Öl hat den typischen Spearmint-Geschmack. Im Gegensatz zu ▶ Pfefferminzöl enthält es kein Menthol und hat keine kühlende Wirkung. Wird in ▶ Mundwasser verwendet.

Kreide

▶ Calciumcarbonat

Künstliche Farben

Farben, künstliche

Künstliche Haartönungsfarben

▶ Haartönungsfarben, künstliche

Künstliche Hautbräunung

▶ Bräunungsmittel

Kurquat KDM

Substanz zur Verwendung in ▶ Haarkuren und ▶ Cremespülungen. Eine Kombination von ▶ Quat mit einem ▶ Emulgator.

Es hat hervorragende Eigenschaften, enthält jedoch ▶ freie Amine, die u. U. in ▶ Nitrosamine umgesetzt werden können, die krebserregend sind. Hier sind wir nach dem Prinzip des kleineren Übels vorgegangen. Wir haben uns für die Substanz entschieden, bei der unter allen Konkurrenzprodukten im Endeffekt – d. h. in der fertigen Haarkur oder Haarspülung – der geringste Anteil freier Amine enthalten ist. Dies sind dann maximal nur noch 0,02 %.

Bei derart geringen Konzentrationen dürften keine Gefahren bestehen. Man darf ja nicht vergessen, daß vor allem bei Haarkuren und -spülungen das Mittel jeweils wieder ausgewaschen wird und es deshalb nur für kurze Zeit auf der Kopfhaut bleibt.

Wer seine Anwendung trotz allem für riskant hält, für den haben wir als Alternative Haarkuren entwickelt, in denen ▶ Croquat und der Emulgator ▶ Tegomuls enthalten sind. Diese beiden Stoffe sind zwar nicht ganz so ideal wie Kurquat; aber die Ergebnisse sind immer noch gut.

Risiken können erst bei häufiger Anwendung über Jahre hinaus entstehen. Dies ist im übrigen auch der Grund für den Expertenstreit zwischen den Wissenschaftlern, die solche Probleme zu beurteilen haben und mangels verläßlicher Daten auf Spekulationen angewiesen sind. Kurquat KDM ist wesentlich empfehlenswerter als ▶ Incroquat Behenyl. Für Fachleute: Copolymerisat aus Vinylimidazoliummethochlorid (QVI) und Vinylpyrrolidon (VP).

▶ Quat

▶ SM, Seite 138

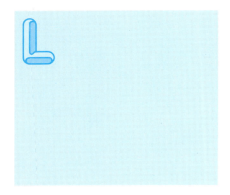

Lamecreme ZEM

Dieser ▶ Emulgator ist ein Gemisch von Mono- und Diglyzeriden von Zitronensäureester und Speisefetten (das für die Fachleute). Er ist als Speiseemulgator entwickelt worden, aber, wie wir festgestellt haben, auch hervorragend als Cremeemulgator geeignet. Er ist im kalten Zustand wachsartig, und man braucht theoretisch bei ihm keine zusätzlichen Wachse, die die Creme fester machen. 6 bis 8 g Lamecreme und 30 g flüssiges Öl ergeben, bei 60 bis 70 °C aufgeschmolzen, ein festes Fett.
Lamecreme bildet eine Mischemulsion vom Typ ▶ O/W ▶ W/O. Solche Cremes sind bei Mischhaut und trockener Haut empfohlen.

▶ CS, Seite 33

Lamepon S

ist ein mildes ▶ Tensid und wird aus Hauteiweiß – aus ▶ Kollagen – gewonnen. Fachlich ausgedrückt: Es ist ein sogenanntes *Eiweiß-Fettsäure-Kondensat*. Das lange, stäbchenförmige Kollagenmolekül wird chemisch zerkleinert (Hydrolyse) und mit Hilfe von Kokosfettsäure und Kaliumsalz zu diesem wirklich ungewöhnlich hautverträglichen ▶ anionischen Tensid umgewandelt.
Lamepon brennt kaum in den Augen und eignet sich exzellent als Shampoo besonders für Kinder. Die Waschkraft ist vergleichbar mit allen anderen Tensiden; allerdings schäumt es etwas weniger. Lamepon S hat 30%ige ▶ „waschaktive Substanz" (WAS), kann also mit der doppelten Menge Wasser verdünnt werden, damit es auf den WAS-Gehalt der meisten käuflichen Seifen kommt.
Lamepon S ist eine goldgelbe, fast geruchlose Flüssigkeit, die mit 0,8% Phenoxyethanol und 0,3% PHB-Ester konserviert ist.

▶ Betain, ▶ Rewoteric AM 2C/NM, ▶ Waschcreme, ▶ Zetesol

▶ CS, Seite 85 f. u. 115 ff.

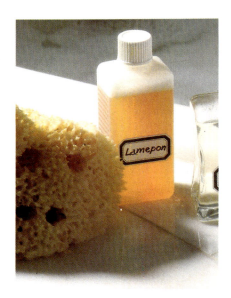

Lanolin

Auch Wollwachs genannt. Aus der Schafwolle gewonnenes Fett. Wird als ▶ Konsistenzgeber verwendet.
Lanolin hat eine bernsteingelbe Farbe und einen sehr intensiven, etwas unangenehmen Eigengeruch. Außerdem ist es sehr klebrig. Aber als Naturprodukt ist es gern und häufig vor allem in Naturkosmetika verwendet worden.
Wir empfehlen Lanolin als Creme-Inhaltsstoff nicht, da es oft mit Pestiziden belastet ist, mit denen Schafe gegen Ungeziefer behandelt werden.

▶ CS, Seite 42

Latschenkieferölbad

▶ Kiefernnadelölbad

Laurinsäure

Gesättigte ▶ Fettsäure (festes Fett).

Laurylsulfat

Ein ▶ Tensid, das von uns wegen seiner Aggressivität nicht verwendet wird. In der Industrie beliebt, da billig und durch Kochsalzzugabe (bis zu 10%) verdickbar. Man findet es in vielen Wasch- und Spülmitteln und Duschgelen der Industrie.
Seine Aggressivität beruht auf der relativ kurzen Kohlenstoffkette. Die Haut wird durch Laurylsulfat besonders stark entfettet und das Hauteiweiß angegriffen.

▶ Äthersulfat

▶ CS, Seite 112 ff.

Lavendelöl

▶ Ätherisches Öl, berühmt als Duftnote, hat eine antiseptische und leicht beruhigende Wirkung. Vertreibt Insekten; z.B. in ▶ Aftersun-Milch einzusetzen.

Lavendelölbad

Es erfrischt, wirkt anregend und ausgleichend auf den Organismus.

▶ Badeöl

Lebensmittelaroma

Ist als Zusatzstoff für Lebensmittel zugelassen. Nach der sogenannten Aromaverordnung unterscheidet man zwischen natürlichen, ▶ naturidentischen und künstlichen Aromen. Der Hinweis „Himbeeraroma mit natürlichen Aromastoffen" bedeutet nicht, daß es wirklich aus Himbeeren, sondern lediglich, daß es aus natürlichen Substanzen gewonnen wurde und wie Himbeere schmeckt. Lebensmittelaromen werden eingesetzt in ▶ Lippenstift, ▶ Lippenpflegestift und ▶ Lipgloss. In der Regel sind die Aromen so hoch konzentriert, daß sie mit einem Lösungsmittel verdünnt werden. Häufig benutzt man ▶ Propylenglycol, das in geringen Mengen als Lebensmittelzusatzstoff zugelassen ist.

Lebensmittelfarbstoff

Wasserlösliche, völlig ungiftige Farbstoffe. Sie können diese Farbstoffe sehr stark verdünnt dazu einsetzen, Ihre fertigen Kosmetikprodukte einzufärben. Wir haben das z.B. bei

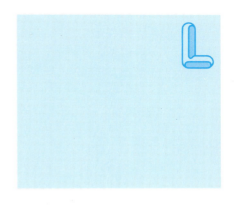

▶ Haargelen, ▶ Haarsprays oder beim ▶ Haarfestiger gemacht, wie man es von Industrieprodukten kennt. Außerdem haben wir uns als bunte Spielerei für Punk-Strähnen im Haar ein Haargel mit konzentriertem Speisefarbenzusatz ausgedacht.

▶ SM, Seite 152 f.

Lecithin

Die Lecithine (es gibt verschiedene Zusammensetzungen) gehören zur Gruppe der ▶ Phospholipide (fettartige Substanzen, die das Element Phosphor enthalten). Auch ▶ Liposome sind Phospholipide. Lecithin ist eine körpereigene Substanz, die im menschlichen Organismus in der Leber gebildet wird (Biosynthese). Lecithin ist in fast allen Körperzellen, vorwiegend als membranbildende Substanz, enthalten; besonders reich im Gehirn und im Zentralner-

87

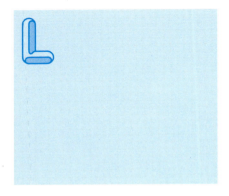

vensystem. Es ist beteiligt an vielen Stoffwechselvorgängen, z.B. auch an der Zellatmung. Kein anderer ▶ Emulgator ist in der Natur so verbreitet.
Lecithin ist für die menschliche Ernährung sehr wichtig. Es kann einen hohen Cholesterinspiegel senken, der Leberverfettung entgegenwirken und mitunter die Bildung von Gallensteinen verhindern. Auch im Nervensystem spielt es eine wichtige Rolle. Gemeinsam mit ▶ Cholesterin erfüllt es im ▶ Hydrolipidmantel der ▶ Haut Emulgatorfunktion.
Lecithin ist natürlich enthalten in Milch und Eigelb (10%ig).
Pflanzliches Lecithin wird hauptsächlich aus Sojaöl gewonnen; es enthält viele ungesättigte ▶ Fettsäuren. Industriell verwendetes Lecithin ist fast ausschließlich Sojalecithin. Wir empfehlen es als Kaltemulgator für ▶ Lecithinmilch.

Lecithin 63 %

Unser „Superemulgator" für ▶ Wasser-in-Öl-Emulsionen. Eine zähflüssige ölige Substanz, die zu 63 % aus Lecithin besteht; der Rest ist Sojaöl. Es ist eine Art Roh-Lecithin, allerdings gereinigt. Es ist nicht konserviert. Deshalb gut verschlossen lagern und hygienisch damit umgehen.

Lecithinmilch

Eine ▶ Wasser-in-Öl-Emulsion, die nur aus Pflanzenöl, natürlichem Lecithin (▶ Lecithin 63 %) und ▶ dest. Wasser besteht. Also die reine Naturkosmetik. Die Zutaten werden kalt zusammengeschüttelt. Die Milch hält unkonserviert 2 bis 3 Tage. Sie können konservieren mit ▶ K 400, aber nicht bei Verwendung als Sonnenschutzmittel. Dieses entsteht durch Zusatz von ▶ UV-Filtern.

Lederhaut

▶ Haut

Lemongrasöl

▶ Ätherisches Öl aus den Grasarten *Cymbopogon citratus* oder *C. flexuosus*. Herkunftsländer sind Mittel- und Südamerika, Afrika und Ostasien.

Lichtschäden

▶ Sonnenbrand

Lichtschutzfaktor

Der Lichtschutzfaktor im ▶ UV-B-Bereich wird nach der DIN-Methode (DIN 67501) bestimmt, wobei festgelegt ist, wieviel des fertigen ▶ Sonnenschutzmittels auf wieviel Hautfläche aufgetragen wird. Die USA-Meßmethode unterscheidet sich durch andere Bedingungen (es wird wesentlich mehr Sonnenschutzmittel aufgetragen); dadurch ergibt sich ein Lichtschutzfaktor, der fast doppelt so hoch ist als der deutsche. Bei Sonnenschutzmitteln von amerikanischen Herstellerfirmen dürfen Sie den angegebenen Lichtschutzfaktor nicht mit dem deutschen vergleichen.

Lichtschutzpräparate

sind ▶ Cremes, ▶ Körpermilch, ▶ Gele, in die ▶ UV-Filter eingebracht sind.

▶ Sonnenschutzmittel

Lichtschwiele (der Haut)

▶ Sonnenbaden

Lidschatten

Wir haben eine einfache Puderbasis entwickelt, die Sie mit allen erdenklichen Farben mischen können, um einen effektvollen ▶ Lidschattenpuder zu erhalten.
Als Grundregel gilt: Helle Lidschatten lassen das Auge größer wirken und stärker hervortreten. Dunkle Lidschatten verkleinern das Auge.
Pudern Sie zunächst Ihre Lider mit normalem ▶ Gesichtspuder leicht an; dann haftet anschließend der Lidschattenpuder wesentlich besser.

▶ Augen-Make-up

▶ SM, Seite 24

Lidschatten-Puder

Die einfach herzustellende Puderbasis besteht aus ▶ Talkum, ▶ Kartoffelstärke, ▶ Magnesiumstearat und ▶ Jojobaöl. Eine bestimmte Menge der Puderbasis wird mit mehr oder weniger Farbpigmenten vermischt. Der farbintensive Puder besteht zur Hälfte aus ▶ Perlglanzpigmenten. Damit erhalten Sie außergewöhnlich satte, schillernde Farben. Sie können damit Akzente setzen oder mit einem dünnen Pinsel einen Lidstrich rund ums Auge ziehen. Sie können den intensiven Puder aber auch sparsam auftragen und stark verreiben.

Diesen farbintensiven Lidschatten-Puder können Sie auch als ▶ Karnevals- oder Theaterschminke fürs ganze Gesicht verwenden. Er haftet vorzüglich.
Für normalen Lidschattengebrauch empfehlen wir deshalb den dezenten Lidschatten-Puder.

▶ Puder

▶ SM, Seite 86 ff.

Lingnocerinsäure

Gesättigte ▶ Fettsäure (festes Fett).

Linolensäure

3fach ungesättigte ▶ Fettsäure (Öl).

Linolsäure

2fach ungesättigte ▶ Fettsäure (Öl).

Lip gloss

Lippenglanzmittel. Den stärksten Glanz erreicht man durch reines ▶ Rizinusöl. Je mehr weitere Zusätze im Rezept enthalten sind, um so mehr verringert sich der Glanz. Deshalb können ▶ Lippenstifte, die ja notwendigerweise für die Festigkeit Wachse enthalten, nicht so extrem glänzen. Diesen Nachteil hat

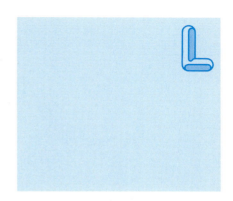

flüssiges Lip gloss nicht; es besteht fast nur aus Rizinusöl. Lip gloss soll außerdem nur sehr wenig Farbe enthalten, weil man mit diesen flüssigen Kosmetika keine klaren Konturen erzielt. Sie ziehen in die Hautfältchen um den Mund ein und würden diese sonst verfärben. Man füllt es in eine durchsichtige *Lip-gloss-Garnitur mit Applikator.*
Festes Lip gloss, das nicht so stark glänzt, dafür aber besser an den Lippen haftet, füllt man in kleine, runde Kunststoffdöschen mit transparentem Deckel.

▶ SM, Seite 95 ff.

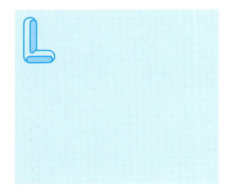

Lip-gloss-Garnitur

Ein längliches, durchsichtiges Fläschchen, ähnlich dem ▶ Mascarafläschchen. Statt des Mascarabürstchens trägt der Applikator hier ein kleines Schwämmchen. Mit diesem läßt sich außer Lip gloss auch selbstgemachter ▶ Lidschattenpuder auftragen.

▶ SM, Seite 95 f.

Lipid

(gr.) Oberbegriff für Fette und Lipoide (fettähnliche Substanzen). Lipide kommen in lebenden Organismen vor und haben vor allem auf der Haut in Verbindung mit anderen Stoffen schützende Funktion (▶ Haut, ▶ Hydrolipidmantel).

▶ Liposom

▶ CS, Seite 14 ff.

Lipidmantel (der Haut)

▶ Hydrolipidmantel

Lipodermin

– eine Bezeichnung der Hobbythek – enthält ▶ Liposome in einer wäßrigen Lösung, die leicht dickflüssig ist. Sie ist Bestandteil unseres ▶ Liposomgels.
Konserviert mit 0,34% PHB-Ester, 0,1% ▶ Kaliumsorbat, 0,028% Natriumdisulfat.

▶ SM, Seite 26 ff. u. 126 ff.

Liposome

Bereits 1961 entdeckte der englische Forscher und Professor am tierphysiologischen Institut von Cambridge Prof. Alec D. Bangham, daß bestimmte Moleküle – sogenannte *Phospholipide* – sich im Wasser zu Mikrokügelchen zusammenfinden können.
Phospholipide spielen in der belebten Welt eine wichtige Rolle. Sie sind Grundbausteine der Zellmembranen, das heißt, sie bilden die Außenhaut der Zelle. Eine Zellmembran darf aber keine geschlossene Haut bilden; sie muß vielmehr für bestimmte Stoffe durchlässig sein, denn Nährstoffe und zum Beispiel auch Hormone müssen bei Bedarf durch diese Membran ins Zellinnere gelangen können. Fremde schädliche Stoffe müssen hingegen ferngehalten werden.
Man hat herausgefunden, daß man die Zellmembran mit Stoffen überwinden kann, die aus dem Material dieser Membran hergestellt sind: mit den Phospholipiden. Wenn man diese Lipide als Einzelmoleküle in eine wäßrige Flüssigkeit bringt und sie zum Beispiel durch schnelle Schwingungen – wie etwa Ultraschall – in Bewegung versetzt oder indem man sie durch einen schmalen Spalt preßt, dann ordnen sich die Phospholipide zu Mikrokügelchen, zu Liposomen.
Die Möglichkeit, mit Hilfe der Liposome in Zellen einzudringen und gezielt Stoffe in sie einzuschleusen, hat die kosmetische Industrie schnell genutzt.
Wenn die Membranen der abermillionen Hautzellen durch ein von außen

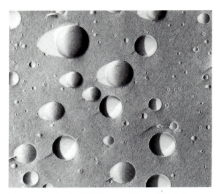

Liposome in 40 000facher Vergrößerung.

auf die Haut aufgetragenes Liposom-Gel direkt erreichbar sind, kann man auf diese Weise Nährstoffe und sonstige Wirksubstanzen in die Zellen schleusen. Der alte Traum, Hautzellen zu „ernähren" und frischzuhalten, würde sich erfüllen.

Im Hinblick auf die Liposome sind allerdings immer noch viele Fragen offen. Die Wirkung scheint nicht so zu sein, wie versprochen. Verantwortungsbewußte Biologen und Mediziner warnen deshalb vor einer verfrühten Anwendung in großer Breite; denn wenn diese Minifettkügelchen sich Zugang in die Zelle verschaffen können, stellt sich sofort die Frage, welche Stoffe ihnen auf dem Weg dorthin mitgegeben werden sollen und dürfen. Ob der Thymusextrakt, den die Firma Dior beigibt, langfristig nicht vielleicht doch bedenklich ist, kann man erst nach einer Versuchsreihe von 10 Jahren und mehr wissen.

Rezeptvorschläge der Hobbythek (▶ SM, Seite 126 ff.) gehen deshalb auch von Substanzen aus, bei denen selbst ungewolltes Einschleusen von schädlichen Stoffen ausgeschlossen scheint.

▶ Lecithin, ▶ Lipodermin, ▶ Liposomgel

▶ SM, Seite 26 ff.

Liposomgel

Enthält ▶ Liposome in Form von ▶ Lipodermin. Die vermuteten positiven kosmetischen Eigenschaften der Liposome sind wissenschaftlich noch nicht abschließend erforscht. Nach bisher durchgeführten Untersuchungen sollen Liposompräparate Hautfalten reduzieren, die ▶ Hautfeuchtigkeit erhöhen und stabilisieren und die Haut generell geschmeidiger machen.

Das Grundrezept für das Liposomgel besteht aus $1/3$ Lipodermin, $2/3$ dest. Wasser, 1–2% ▶ PN 73 als Gelbildner.

▶ Fibrostimulin K, ▶ Hyalomuco-Lösung

▶ SM, Seite 126 ff.

Lippenkonturenstift

Er dient zum Nachziehen der äußeren Lippenränder. Die Herstellungsart ist gleich der der ▶ Kajalstifte.
Eine schmale Oberlippe wirkt z.B. voller und schöner, wenn ihre Konturen mit einem weißen Konturenstift ganz zart umrandet werden. Erst dann beide Lippen nicht zu dunkel ausmalen.

▶ Mund

▶ SM, Seite 25

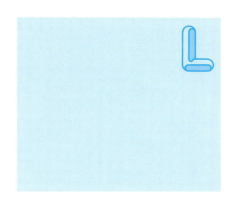

Lippenpflegecreme

Enthält als Wirkstoffe ▶ D-Panthenol, ▶ Aloe vera, ▶ alpha Bisabolol.

▶ Lippenpflegestift

▶ CS, Seite 75

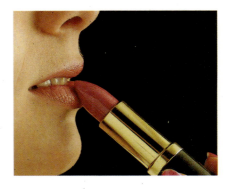

Lippenstift

Es war auf der Weltausstellung 1883 in Amsterdam, wo findige Pariser

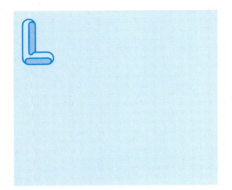

Parfumeure den „Zauberstab des Eros", den Lippenstift, zeigten. Der Lippenstift, wie wir ihn heute kennen, ist also erst gut 100 Jahre alt. Erst um 1950 entwickelten die Amerikaner die Drehmechanik, ohne die man heute keinen Lippenstift mehr kaufen kann. Lippenstifte bestehen im wesentlichen aus ▶ Wachsen (für die Festigkeit), ▶ Farbpigmenten, ▶ Rizinusöl (für den Glanz) als Grundstoffen.
Wir haben für unsere einfachen Rezepte natürliche Wachse ▶ Bienenwachs, ▶ Carnaubawachs und ungefährliche Farbpigmente ausgewählt. Wenn Sie zusätzliche pflegende Substanzen wie ▶ Schibutter, ▶ D-Panthenol oder ▶ d-Bisabolol einsetzen, verschönern und pflegen Sie Ihre Lippen zugleich.

▶ Lippenstift-Gießform, ▶ Lippenstift-Hülse, ▶ Lippenpflegestift

▶ SM 91 ff.

Lippenstift-Gießform

Die Gießform der Hobbythek ist zweiteilig und aus Plexiglas gefertigt. Vor dem Gießen mit Speiseöl leicht einfetten, dann löst sich der erkaltete Lippenstift leicht.

▶ Arbeitsgeräte, ▶ Lippenstift

▶ SM, Seite 73 und 93 ff.

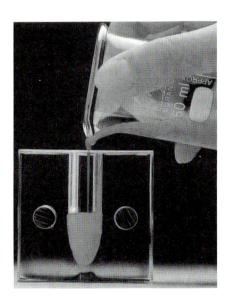

Lippenstift-Hülse

Man kann sie fertig kaufen. Ein Drehmechanismus gestattet das Heraus- und Hineindrehen. Der selbstgegossene ▶ Lippenstift wird einfach in die Hülse gesteckt.

Beim Kauf der Hülse bzw. wenn Sie eine alte Lippenstift-Hülse verwenden wollen, müssen Sie auf den entsprechenden Durchmesser der Hülsenhalterung achten.

▶ Lippenstift-Gießform

▶ SM, Seite 93 f.

Lippenpflegestift

Im Gegensatz zum ▶ Lippenstift enthält er keine Farbpigmente, sondern nur pflegende und schützende Bestandteile. Vor allem der ▶ Sonnenschutz ist für viele Menschen eine ganz wichtige Eigenschaft eines Pflegestiftes. In den Bergen und am Meer neigen sie zu Blasen an den Lippen, die sehr schmerzhaft sein können, leicht aufplatzen und dann verschorfen.
(Rezepte ▶ SM, Seite 97 f.)
Pflegestifte können direkt in eine Lippenpflegestifthülse gegossen werden. Ist die verwendete Fettmasse fest genug, können sie in eine ▶ Lippenstift-Gießform gegeben werden und anschließend in eine ▶ Lippenstift-Hülse eingesetzt werden.

Lippenpflegestifthülse

Anders als bei der ▶ Lippenstift-hülse, in die man nur einen in einer ▶ Lippenstift-Gießform vorgeformten ▶ Lippenstift bzw. ▶ Abdeckstift einsetzen kann, ist die Lippenpflegestifthülse direkt befüllbar. Diese Hülse kann verwendet werden, wenn die Gießmasse nicht fest genug ist, um daraus einen Stift in der Lippenstiftgießform herzustellen, wie z.B. beim festen, deckenden ▶ Make-up. Sie ist nämlich einfacher gebaut und nicht so edel wie eine Lippenstifthülse; dadurch sehr viel preiswerter.

▶ SM, Seite 97 f.

Lösungsmittel

Darunter versteht man im engeren Sinne Flüssigkeiten, die andere Stoffe auf physikalischem Wege zur Lösung bringen können. D.h., Lösungsmittel und zu lösender Stoff dürfen keine chemischen Veränderungen miteinander eingehen. Durch physikalische Verfahren, die eine Umkehrung des Lösungsprozesses darstellen, wie z.B. die ▶ Destillation, müssen sich die beiden Bestandteile wieder trennen lassen.
In der Kosmetik werden Lösungsmittel z.B. als Extraktionsmittel (▶ Extraktion) oder als Träger bestimmter ▶ Wirkstoffe eingesetzt.

▶ Alkohol, ▶ Propylenglykol, ▶ Wasser

Lösungsvermittler LV 41

Wenn ätherisches Öl oder Parfümöl in Wasser getropft wird, schwimmen die Öltröpfchen obenauf. Der Lösungsvermittler löst ätherische Öle, Parfümöle, fettlösliche Vitamine und ▶ alpha-Bisabolol in wäßrigen Lösungen und wässerig-alkoholischen Lösungen klar, wenn die Dosierung von LV 41 hoch genug ist. Verwendet man weniger, so entsteht eine trübe Mischung, die für bestimmte Verwendungszwecke wie bei ▶ Mundwasser und ▶ Badeessenzen erwünscht ist. Dann reichen bereits außergewöhnlich niedrige Mengen.
LV 41 ist ausgiebig geprüft worden. Er ist auf Haut und Schleimhäuten gut verträglich.
Ausgangsmaterial ist Rizinusöl in DAB-8-Qualität. Für Fachleute: Durch chemische Umwandlung entsteht Polyoxyethylenglyceroltrihydroxystereat.
LV 41 enthält keine Konservierungsstoffe; deshalb hygienisch handhaben.

▶ Badeessenz, ▶ Haargel, ▶ Mundwasser

▶ SM, Seite 139 f.

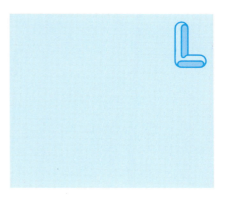

Lotion

Wässerige und/oder wässerig-alkoholische Lösungen werden statt Wasser oder Tonika gelegentlich ▶ Lotionen genannt. Jedoch auch stark verdünnte ▶ Öl-in-Wasser-Emulsionen werden im Handel als Lotionen geführt. Sie dienen als flüssiges Kosmetikum der Reinigung und Pflege der Haut.

▶ Gesichtswasser, ▶ Haarwasser, ▶ Mundwasser

▶ HT 3, Seite 121 ff.

LV 41

▶ Lösungsvermittler

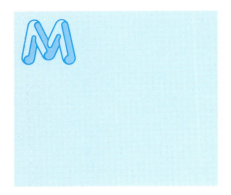

Magnesiumstearat

Pudergrundstoff. Ein ungiftiges und nichtreizendes Metallsalz (Magnesium an eine ▶ Fettsäure gebunden; ▶ Metallseife). Gemahlen wird es zu einem weißen Pulver. Es zeichnet sich durch eine besondere Haftfestigkeit auf der Haut aus. Der Zusatz von Magnesiumstearat entscheidet, wie stark oder gering ein Puder haftet.

▶ Kartoffelstärke, ▶ Kieselsäure, ▶ Maisstärke, ▶ Puder, ▶ Talkum

▶ SM, Seite 68

Maiskeimöl

hat viele ungesättigte ▶ Fettsäuren.
▶ Unverseifbares ca. 0,8 bis 2%.

▶ Öle, pflanzliche

▶ CS, Seite 35

Maisstärke

Pudergrundstoff.
Wir empfehlen eine modifizierte, d. h. chemisch umgewandelte Qualität (▶ Modifizieren). Sie hat für die Verwendung in Kosmetika besonders günstige Eigenschaften. Sie saugt Feuchtigkeit auf und bindet sie, quillt dabei aber nicht; kann also Poren nicht verstopfen. Maisstärke ist besonders weich und hat eine gute Haftfähigkeit. Die von uns verwendete Type hat einen ▶ pH-Wert von 5,3. Sie kann in trockenem Zustand unbegrenzt gelagert werden.

▶ Kieselsäure, ▶ Kartoffelstärke, ▶ Magnesiumstearat, ▶ Make-up, ▶ Puder, ▶ Talkum

▶ SM, Seite 70

Make-up

dient der Tönung der Haut oder dem Abdecken von Hautunregelmäßigkeiten. Leichte Tönung läßt sich mit einer *getönten Tagescreme* (▶ Creme-Make-up) erreichen. Echtes *Make-up* ist deckender. Bei störendem Glanz der Haut kann zusätzlich ein ▶ *Gesichtspuder* aufgetragen werden.
Wichtig ist die zum Typ passende Wahl des Farbtones. Am besten probieren Sie ihn auf der Innenseite des Ellenbogens aus. Dort ist die Haut dem Licht weniger ausgesetzt, also blasser. Der Effekt läßt sich dort besser beurteilen. Make-up sollte immer nur um einen Grad dunkler oder heller sein als der eigene Hautton. Dadurch wird der gesamte Teint ebenmäßiger und klarer, und Sie erhalten eine besser haftende Grundlage für weiteren Puder und ▶ Rouge.
Bei gekauften Make-ups wird stets empfohlen, vorher eine Pflegecreme als Grundlage zu verwenden. Das ist hier nicht nötig; denn das ▶ Creme-Make-up der Hobbythek ist zugleich eine Pflegecreme. Die Haut wird also zugleich gepflegt und geschminkt.

▶ Abdeckstift, ▶ Make-up, deckendes, ▶ Make-up, transparentes, ▶ Glitzer-Make-up

▶ SM, Seite 19 ff.
(Rezepte Seite 78 ff.)

Make-up, festes deckendes

besteht nur aus einer Fettmasse, die außer ▶ Farbpigmenten ziemlich viel Titandioxid (▶ Titanweiß) und Puderbestandteile enthält. Dadurch wirkt es matt und deckt alle Unregelmäßigkeiten der Haut ab. Damit es sich gleichmäßig dünn verteilen läßt, trägt man es mit einem feuchten Schwämmchen auf. Die Fettmasse enthält außerdem einen ▶ Emulgator, wodurch Sie es leichter auftragen und auch leicht wieder abwaschen können.

Das deckende Make-up ist hauptsächlich für den Abend gedacht; tagsüber kann es leicht unnatürlich wirken. Solche deckenden Make-ups werden auch professionell für Fotos, Film, Theater usw. verwendet.

▶ Abdeckstift

▶ SM, Seite 81 f.

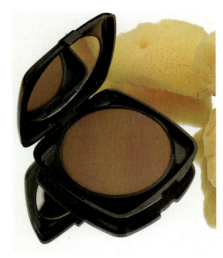

Festes, deckendes Make-up läßt sich gleichmäßig mit einem feuchten Schwämmchen auftragen.

Make-up, transparentes

ist ein ▶ Creme-Make-up, welches mehr ▶ Pigmente enthält als die getönte Tagescreme. Es wirkt jedoch sehr dezent, wenn es dünn aufgetragen wird. Wir haben für jeden Hauttyp ein spezielles, transparentes Make-up entwickelt.

▶ Make-up

▶ SM, Seite 80

Malvenextrakt

soll bei empfindlicher Haut und zu Entzündungen neigender trockener Haut wirken.

▶ Extrakt, ▶ Kräuter, ▶ Pflanzenextrakt

▶ SM, Seite 141

Mandarinenöl

▶ Ätherisches Öl. Man erhält es durch kalte Pressung der Fruchtschalen. Es kommt hauptsächlich aus Italien, aber auch aus Spanien und Südamerika. Die Hauptbestandteile gleichen dem ätherischen ▶ Orangenöl. Es wird in der Lebensmittelindustrie verwendet und in der Parfümerie.

▶ Duftstoff, ▶ Parfüm, ▶ Riechstoff

Mandelkleie

▶ Peelingcreme

Mandelöl

gehört zu den klassischen Kosmetiködölen. Schon im Altertum fand es dafür Verwendung. Es ist bekannt für seine Milde und ziemlich stabil gegen ▶ Ranzigwerden, allerdings nicht in dem Maße wie das ▶ Avocadoöl. Der Anteil von ▶ Unverseifbarem beträgt etwa 0,5 bis 1%. Nach unseren Erfahrungen gibt das Mandelöl in Cremes eingearbeitet ein schönes, weiches Hautgefühl. Es wirkt als leichter ▶ UV-Filter.

▶ Öle, pflanzliche

▶ CS, Seite 34

Mascara

entspricht ▶ Wimperntusche.

▶ Haar-Mascara

95

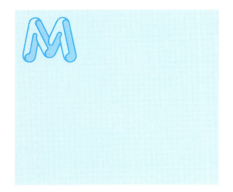

Massageöl

dient in erster Linie als Gleitmittel beim Massieren; gleichzeitig fördert es aber auch die Durchblutung der Haut und kann ein leichtes Wärmegefühl erzeugen. Man verwendet dazu ein ▶ Pflanzenöl, das gut in die Haut eindringt und sie gleichzeitig pflegt (z. B. ▶ Avocadoöl), und fügt etwa 5% ▶ ätherische Öle mit durchblutungsfördernder Wirkung hinzu.

Mazeration

Verfahren, bei dem durch Auslaugen bei normalen Temperaturen von 15 bis 20 °C aus Kräutern Wirkstoffe gewonnen werden. Zum Auslaugen kann dabei ebenso Wasser wie ▶ Alkohol, Wein, Essig oder sogar Öl dienen. Um eine Mazeration handelt es sich zum Beispiel, wenn Sie Kräuter in Essig legen und auf diese Weise Kräuteressig erhalten (▶ HT 7, Seite 122 ff.).

▶ Kräuter

▶ HT 10, Seite 95

Mehrfach ungesättigte Fettsäuren

▶ Fettsäuren

Melanin

Farbstoff in den ▶ Pigmenten der ▶ Haut und des ▶ Haares. Wird in speziellen Zellen (Melanozyten) gebildet und wirkt als Sonnenschutz.

▶ Sonnenbaden

▶ CS, Seite 77

Mascarafläschchen/-bürstchen

Kleine Flaschen mit im Deckel befestigtem Bürstchen für ▶ Wimperntusche und ▶ Haar-Mascara. Tusche noch heiß in das Fläschchen füllen. Es hat in der Öffnung einen kleinen Einsatz, den Sie zum Füllen herausnehmen und anschließend wieder hineindrücken können. Schütteln Sie danach das Mascarafläschchen noch bis zum Erkalten. Sobald die Wimperntusche abkühlt, dickt sie noch etwas nach.
Das Mascarabürstchen erlaubt einfaches Auftragen; beim Aufbringen der Wimperntusche formt es gleichzeitig die Wimpern.

▶ SM, Seite 24, 88 f., 154

Masken

▶ Karnevals-Schminke

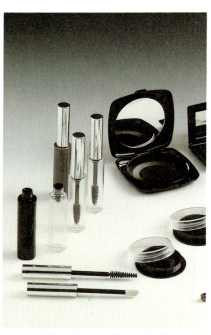

Mascarafläschchen und Dosen für Make-up.

96

Melissenöl

▶ Ätherisches Öl

Melissenölbad

Es duftet nicht nur herrlich, sondern beruhigt und hilft, nach einem streßbeladenen Tag Entspannung zu finden.

▶ Badeöl

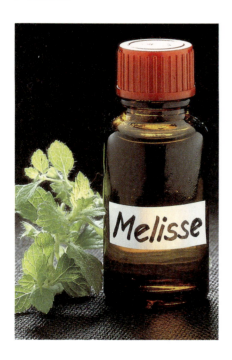

Mengen(angaben)

▶ Standardmengen

Menthol

Menthol ist eine weiße, kristalline Substanz, die Hauptbestandteil des ▶ Pfefferminzöles ist. Menthol hat eine intensiv kühlende Wirkung, weshalb es zu Menthol- bzw. Migränestiften verarbeitet wird, die auf Stirn und Schläfen aufgetragen eine kühlende, schmerzstillende Wirkung haben. Menthol schmilzt bereits bei 40° C und ist öllöslich. Da es sehr intensiv wirkt, sollte man es immer nur in geringer Dosierung anwenden, sonst ist der Kühleffekt zu groß. Nicht zu nah an den Augen auftragen; es reizt sie ein wenig.

Meßlöffel

der Hobbythek. Ein praktischer Löffel mit 2,5 ml Inhalt zum Abmessen vieler Substanzen. Erspart u. U. die Anschaffung einer Waage.

▶ Arbeitsgeräte, ▶ Standardmengen

Metallseife

Von zahlreichen mit ▶ Fettsäuren hergestellten ▶ Seifen verschiedener Metalle (Metallsalze von Fettsäu-

ren) kommen vor allem Stearate des Aluminiums, Magnesiums und Zinks in der Kosmetik zum Einsatz; und zwar insbesondere zur Puderherstellung. Für unseren ▶ Gesichtspuder bzw. den ▶ Rouge-Puder haben wir ▶ Magnesiumstearat verwendet.

Methanol/Methylalkohol

▶ Alkohol

Milch

▶ Körpermilch

Mineralöl

Sammelbezeichnung für flüssige Destillations-Produkte, die aus mineralischen Rohstoffen (Erdöl, Braun- und Steinkohle, Holz, Torf) gewonnen werden. Analog bezeichnet man fe-

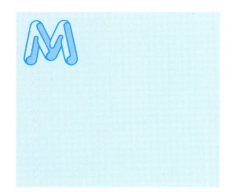

ste und halbfeste Produkte aus diesen Mineralstoffen als Mineralfette (z. B. ▶ Vaseline). Im Gegensatz zu den in lebenden Organismen vorkommenden ▶ fetten Ölen enthalten die Mineralöle nichts ▶ Unverseifbares.
Gegen die Verwendung dieser Öle in Kosmetika sind immer wieder Bedenken erhoben worden. Sie dringen nicht in die Haut ein wie die natürlichen ▶ Fette. Vertreter der Kosmetikliteratur meinen daher, daß man sie nur in Präparaten mit reiner Oberflächenwirkung, wie Massage- oder Kinderöl, einsetzen sollte. Industriell eingesetzt werden z. B. ▶ Paraffinöl und Vaseline.

▶ Destillation, ▶ Öle

Modifizieren

ist ein Ausdruck für irgendwie geartete Veränderungen an einer Substanz oder an einem Verfahren, wodurch diese verbesserte Eigenschaften oder Wirkungsweisen erhalten.

▶ Maisstärke

Mörser

▶ Arbeitsgeräte

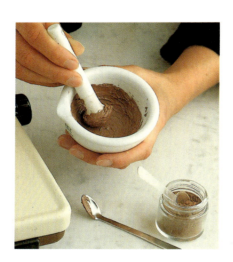

Moschus

▶ Parfümöl

Mulsifan CPA

Flüssiger ▶ Emulgator, der mit Ölen in Waschsubstanzen gemischt wird, die rückfettende Wirkung haben sollen. Mulsifan ist ein äußerst mildes ▶ Polyethylenglycol. Wie ▶ Oxipon 288 kann es für ▶ Badeöle eingesetzt werden. Vergleichbar ist auch der Emulgator ▶ Holan. Dioxan wurde in Mulsifan nicht nachgewiesen. CTFA-Bezeichnung: Laureth 4. Emulgiert auch ▶ kaltgerührte Cremes.

▶ Rückfettung

Mund

Neben den Augen ist der Mund für den Ausdruck eines Gesichts am wichtigsten.
Grundsätzlich gilt, daß helle Farben den Mund vergrößern, dunkle ihn verkleinern. Diejenige Lippe, die betont werden soll, wird um eine Schattierung heller geschminkt. Auf diese Weise läßt sich das Gleichgewicht zwischen einer vorstehenden Unterlippe und einer schmalen Oberlippe wieder herstellen oder auch eine zu schwache Unterlippe hervorheben.

▶ Abdeckstift, ▶ Kajalstift, ▶ Lippenstift, ▶ Lippenkonturenstift, ▶ Lippenpflegestift, ▶ Lippenpflegecreme

▶ SM, Seite 25

Mundwasser

soll die Reinigung der Mundhöhle unterstützen, erfrischend wirken und mild adstringieren und desinfizieren. Es beseitigt Mundgeruch und kleine Zahnfleischentzündungen, hilft bei Prothesendruckstellen, und manche eignen sich zum Gurgeln. Industriell hergestellte Mundwässer enthalten oft viel ▶ Alkohol.

Die Hobbythek-Mundwässer sind sehr konzentriert, alkoholfrei oder nur mit sehr geringen Zusätzen von Alkohol. Sie enthalten ▶ ätherische Öle, ▶ Lösungsvermittler und z. T. ▶ Tinkturen mit ▶ adstringierenden Mitteln. Tropft man das Mundwasser in Wasser, so wird es milchig. Es genügen wenige Tropfen. Mit einem Zusatz von ▶ Fluorsalz dienen sie zur ▶ Kariesvorbeugung.

▶ Desinfektion,
▶ Hamamelis,
▶ Karies

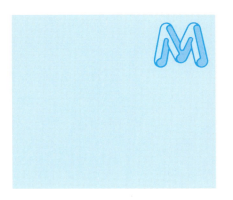

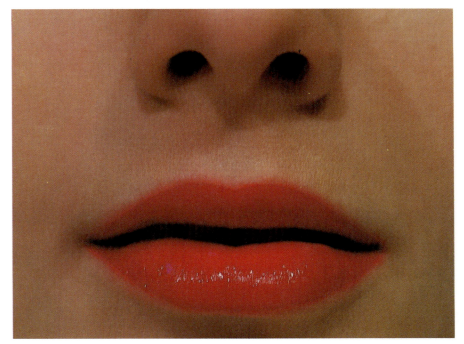

Neben den Augen ist es der Mund, der den Ausdruck des Gesichts bestimmt.

Myristinsäure

Gesättigte ▶ Fettsäure (festes Fett).

Myrrhe

gehört zu den sogenannten Gummiharzen, die aus Pflanzensäften verschiedener afrikanischer Bäume und Sträucher (Commiphora-Arten) durch Trocknung gewonnen werden. Myrrhe besteht zu 40% aus ▶ Harz; der Rest sind Rohgummi, Schleim und Proteine. ▶ Ätherisches Öl kann bis zu 10% enthalten sein. Myrrhe wirkt desinfizierend, desodorierend und adstringierend. Die Inhaltsstoffe werden mit ▶ Alkohol ausgezogen. Als ▶ Tinktur wird sie im ▶ Mundwasser verwendet.

▶ Adstringierende Mittel,
▶ Desinfektion, ▶ Deodorant

99

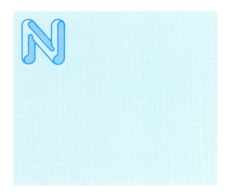

Nachtcreme

Der Unterschied zwischen ▶ Tages- und Nachtcreme besteht hauptsächlich in ihrem Fettgehalt. Eine Tagescreme ist normalerweise nicht ganz so fett wie eine Nachtcreme. Sie würde sonst glänzen, was man bei einer Nachtcreme schon eher in Kauf nimmt. Wegen des hohen Fettgehalts benutzen Menschen mit trockener Haut ihre Nachtcreme auch am Tag. Außerdem werden von einer Nachtcreme besonders pflegende Eigenschaften verlangt, was die werbende Wirtschaft so weit treibt, von „night repair" zu sprechen. Es ist richtig, daß während des Schlafes und in Ruhezeiten besonders viele neue Hautzellen gebildet werden.

▶ CS, Seite 63

Naphthochinon

Ein organischer Farbstoff. Abkömmling des Naphthalin (organische Substanz). Verschiedene Naphthochinone kommen als natürliche Farbstoffe vor, z. B. „Juglon" in den Fruchtschalen der Walnüsse (▶ Walnußschalen-Extrakt). Naphthochinone werden auch synthetisch hergestellt (▶ H.T. Blau).

▶ SM, Seite 133 f.

Natriumlaurylsulfat

(SDS oder SLs). Eine der ersten synthetischen Flüssigseifen. Heute sollte man es nur noch für technische Reinigungszwecke verwenden, denn es ist relativ aggressiv und trocknet auf die Dauer die Haut stark aus. Industriell wird es immer noch in Zahnpasten eingesetzt, was möglicherweise zu Zahnfleischschäden führen kann.

▶ Laurylsulfat, ▶ Zahnpasta

▶ SM, Seite 128

Natürliche Gelbildner

Sie können pflanzlicher Herkunft sein, dann sind es Kohlenhydrate ▶ Agar-Agar, ▶ Alginate, ▶ Gummi arabicum, ▶ Tragant, ▶ Karaya-Gummi, ▶ Guarmehl, ▶ Pektine, Stärke, modifizierte Stärke, ▶ Cellulose, oder aus Mikroben wie das ▶ Xanthan. Ein Gelbildner tierischen Ursprungs ist die ▶ Gelatine. Alle diese Gelbildner sind als Lebensmittel zugelassen und bilden mehr oder weniger transparente, elastische Gele. Wir haben sie alle ausprobiert, als ▶ Haargel z. B. waren sie nicht geeignet. Gummi arabicum ist in den Rezepten für ▶ Karnevalsschminke und ▶ Wimperntusche zu finden. Xanthan ist als Gelbildner in kaltgerührter Hautcreme und Milch geeignet und in einigen Rezepten für Flüssigseifen als ▶ Verdicker einzusetzen. Er kann in manchen Fällen die chemische Substanz ▶ Rewoderm Li ersetzen. Die natürlichen Gelbildner sind meist weniger transparent und etwas schleimiger als synthetische (▶ Gelbildner PN 73).

Natürliche Stoffe

▶ sanfte Kosmetik

Naturfarben

können organischer (pflanzlicher/tierischer) oder mineralischer (anorganischer, aus der Erdkruste stammender) Herkunft sein.
Viele der herrlichsten Mineralfarben, die früher zum Schminken verwendet wurden, sind extrem giftig. So z. B. ▶ Bleiglanz, ▶ Bleiweiß,

▶ Zinnober, ▶ Schwefelantimon, ▶ Grünspan. Selbst sogenannte Erdfarben, die für sich genommen völlig ungiftig sind, befinden sich in ihren Lagerstätten meist gemeinsam mit ▶ Blei, ▶ Cadmium und anderen gefährlichen ▶ Schwermetallen und Oxiden.

In solchen Fällen haben wir der Chemie den Vorzug gegeben, die solche Farben praktisch genauso wie die Natur herstellt, wobei aber die gefährlichen Giftbeimischungen vermieden werden können (▶ sanfte Kosmetik).

Organische Naturfarben sind in der Regel seltener giftig, weshalb sie als Rohstoffe für Kosmetika immer schon sehr begehrt waren. Allerdings gibt es auch unter ihnen Farben, die gefährlich sind, z.B. ▶ Blauholz.

Andere Naturfarben sind ▶ Alkanna, ▶ Curcuma, ▶ Karmin, ▶ Kermes, ▶ Orseille, ▶ Quercitron, ▶ Rotholz, ▶ Saflor, ▶ Krapp, ▶ Sandelholz, ▶ Karotin,

▶ Farben, künstliche, ▶ Haartönungsfarben,

▶ SM, Seite 38 ff.

Naturidentisch

bedeutet, daß eine Substanz künstlich hergestellt, aber dem Vorbild der Natur nachgebaut wurde. Der Begriff wird vor allem bei ▶ Lebensmittelaromen oder ▶ ätherischen Ölen verwendet. Wir ziehen naturidentische Substanzen vor, wenn bei den natürlichen die Gefahr besteht, daß sie durch ▶ Pestizide oder anderes verunreinigt sind. Der naturidentische Stoff enthält stets nur einige Hauptwirksubstanzen des natürlichen Stoffes.

▶ sanfte Kosmetik

Naturkosmetik

▶ sanfte Kosmetik

Nelkenöl

▶ Ätherisches Öl, wirkt stark ▶ antiseptisch und lokal anästhesierend. Wird bei Zahnschmerzen verwendet. In höherer Dosierung giftig. Vertreibt außerdem Insekten.

▶ Mundwasser

Niaouliölbad

Niaouli ist ein Myrtengewächs, das aus Neukaledonien stammt. Der Duft erinnert an ▶ Eukalyptus, ist aber etwas herber. Das Öl hat auch ähnliche Wirkungen; allerdings ist sein antiseptischer Effekt etwas stärker. Wundheilend und gewebestimulierend.

▶ Badeöl

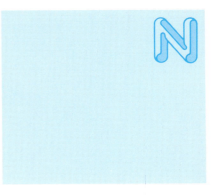

„night repair"

Von der Kosmetikindustrie angebotene ▶ Nachtcremes mit ▶ „Repair-Komplex".

Nipagin

Ein Konservierungsmittel. 4-Hydroxybenzoesäuremethylester oder Methylparaben.

▶ Aqua conservans, ▶ PHB-Ester, ▶ Konservierungsmittel

Nipasol

Ein Konservierungsstoff. 4-Hydroxybenzoesäurepropylester oder Propylparaben:

▶ Aqua conservans, ▶ PHB-Ester, ▶ Konservierungsmittel

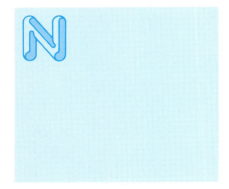

Normale Pigmente

sind unlösliche ▶ Farbpigmente, die wir nach dem Ringbuch für ▶ „Kosmetische Färbemittel" und nach der ▶ Kosmetikverordnung ausgewählt haben. Beschreibung: ▶ Blau, ▶ Braun, ▶ Gelb, ▶ Grün, ▶ Ocker, ▶ Orange, ▶ Rot, ▶ Rotbraun, ▶ Schwarz, ▶ Titanweiß, ▶ Violett

▶ Farbe, ▶ Perlglanzpigmente

Nitrosamine

Aus ▶ Aminen können Nitrosamine entstehen. Dies sind gelbe bis orangefarbene, in Wasser wenig lösliche Öle. 1956 wurde die leberkrebserzeugende Wirkung von Dimethylnitrosamin bei Ratten erkannt. Seitdem wurde nachgewiesen, daß eine Vielzahl von Nitrosaminen stark krebserzeugend für viele Tierarten sind. Geringe Mengen von Nitrosaminen kommen in Lebensmitteln vor; vor allem in gepökeltem Fleisch und alkoholischen Getränken. Aber auch im Tabakrauch sind sie enthalten.
Freie Amine in Kosmetika können im Körper in Nitrosamine umgebaut werden und schädigende Wirkung haben.

▶ Amine, ▶ Triethanolamin

▶ SM Seite 138

Nutrilan L

Handelsbezeichnung für ein ▶ Eiweißhydrolysat. Als Zusatzmittel in Waschemulsionen dient es zur verbesserten Haut-, Haar- und Schleimhautverträglichkeit.
Nutrilan ist eine Flüssigkeit. Sie sorgt für einen leichten Film auf Haut und Haar. Sollten Sie mit einer von Ihnen gekauften Flüssigseife oder mit einem Shampoo nicht zufrieden sein, dann können Sie die Hautverträglichkeit nachträglich mit etwa 10% zugesetztem Nutrilan L (10 ml auf 100 ml) wesentlich verbessern. Nutrilan ist konserviert mit ▶ PHB-Estern.

▶ Haarquat, ▶ Proteinpulver

▶ CS, Seite 66, 85, 124

Oberhaut

▶ Haut

Ocker

▶ Farbpigment zur Verwendung in Kosmetika.
▶ Index-Nr. 77492.
Farbbezeichnung: C Braun 3
Anorganisches, mineralisches Pigment; nicht wasserlöslich. Es besteht aus einem Eisenoxid, verbunden mit einem Hydrat.
Anwendung:
Vor allem im Make-up-Puder, der auch auf Lippen und am Auge verwendet werden kann. Keine sonstigen Einschränkungen.

Öle

Gemeinsames Merkmal ist nicht die chemische, sondern die physikalische Beschaffenheit; wie z.B., daß Öle flüssig sind und eine bestimmte Zähigkeit (▶ Viskosität) besitzen. Man unterscheidet: ▶ Mineralöl, welches z.B. aus Erdöl gewonnen werden kann; pflanzliche und tierische ▶ fette Öle (siehe auch ▶ Öle, pflanzliche), die hauptsächlich aus Triglyzeriden bestehen; ▶ ätherische Öle, bei denen es sich um duftende, flüchtige Stoffe handelt.

▶ Paraffinöl

Öle, pflanzliche

Im Gegensatz zu den ▶ ätherischen Ölen, die schnell verdunsten, gehören die pflanzlichen Öle zu den fetten Ölen, die fast gar nicht verdunsten. Sie sind wichtiger Bestandteil unserer Cremes.
Pflanzliche Öle haben die Eigenschaft, daß sie sich sehr stark voneinander unterscheiden; d.h., zur Herstellung von Cremes oder Milch brauchte man eigentlich fast für jedes Öl einen speziellen ▶ Emulgator. Unsere Emulgatoren ▶ Tegomuls, ▶ Holan, ▶ Lecithin und ▶ Lamecreme lassen sich jedoch fast mit allen Ölen gut verbinden.

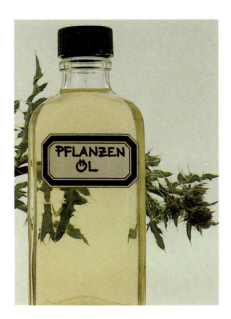

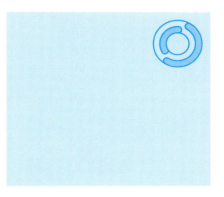

Trotzdem können Unterschiede bei gleicher Rezeptur auftreten. Vor allen Dingen kann eine Creme nach einigen Tagen nachdicken. Aus diesem Grunde verwendet die Industrie so gern synthetische Öle; in einer Emulsion verändern sie sich nicht mehr.
Das Problem bei der Verwendung von Ölen in der Kosmetik ist, daß diejenigen, die viele ungesättigte ▶ Fettsäuren enthalten, relativ schnell ▶ ranzig werden, während Öle mit vielen gesättigten Fettsäuren ziemlich stabil bleiben,

▶ Aprikosenkernöl, ▶ Avocadoöl, ▶ Erdnußöl, ▶ Jojobaöl, ▶ Maiskeimöl, ▶ Mandelöl, ▶ Mineralöl, ▶ Olivenöl, ▶ Paraffinöl, ▶ Rizinusöl, ▶ Saflor-(Distel-)Öl, ▶ Sesamöl, ▶ Sojaöl, ▶ Sonnenblumenöl, ▶ Weizenkeimöl.

▶ CS, Seite 33 ff.
▶ SM, Seite 57

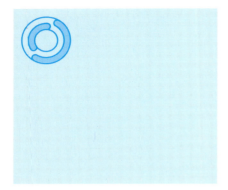

Öl-in-Wasser-Emulsion

▶ Emulsion

Ölsäure

1fach ungesättigte ▶ Fettsäure (zähflüssiges Öl).

Olivenöl

hat als Öl für kosmetische Zwecke eine uralte Tradition. Wer den Geruch mag oder sich nicht daran stört, verwendet es als Fettbestandteil der Creme. Anteil des ▶ Unverseifbaren ca. 0,6 bis 1,2%. Wirkt als leichter ▶ UV-Filter.

▶ Öle, pflanzliche

▶ CS, Seite 34

Orange

▶ Farbpigment
▶ Index-Nr.: 12075
Farbbezeichnung: C Orange 18
Organischer Farbstoff
Anwendung: Vor allem für ▶ Lippenstifte und ▶ Make-up. Wegen der Korngröße nicht zur Anwendung am Auge geeignet. Keine sonstigen Begrenzungen.

▶ SM, Seite 46

Orangenöl

▶ Ätherisches Öl. Bei der Fruchtsaftherstellung wird es aus den Schalen mit herausgepreßt. Verwendet wird es von der Lebensmittelindustrie und zur Parfümierung von Kosmetika. Orangenblütenöl ist wichtiger Bestandteil von Kölnisch Wasser.

▶ Duftstoffe, ▶ Parfüm, ▶ Riechstoffe

Orseille

Natürlicher, aus verschiedenen Flechtenarten gewonnener roter bis blau-violetter Farbstoff. Seit 1979 in Lebensmitteln verboten. Deshalb raten wir von Verwendung in Kosmetika ab.

▶ SM, Seite 38 f.

O/W-Emulsion

(Öl-in-Wasser-Emulsion)

▶ Emulsion

Oxidation

1. Chemische Vereinigung eines Stoffes mit Sauerstoff;
2. Entzug von Elektronen aus den Atomen eines chemischen Stoffes. Die erste Definition spielt für unsere kosmetischen Belange eine wichtige Rolle:

▶ Antioxidationsmittel/Antioxidantien, ▶ Ranzigwerden

Oxidationsfarbe

▶ Haarfärbemittel

Oxypon 288

Ein vor allem für ▶ Badeöle geeigneter ▶ Emulgator, der durch chemische Umwandlung aus Olivenöl gewonnen wird. CTFA-Bezeichnung: PEG-10 Olive Oil. Er hat leider die Eigenschaft, bei niedrigen Temperaturen auszuflocken, was aber die Qualität nicht beeinträchtigt. Deshalb empfehlen wir einen zweiten Emulgator, der die gleichen Eigenschaften wie *Oxypon 288* hat, ohne auszuflocken: ▶ Mulsifan CPA.

Ozon

Besondere Form des Sauerstoffs (O_3). Sauerstoff kommt unter normalen Bedingungen fast ausschließlich als O_2 vor, bei dem sich zwei Sauerstoffatome aneinander gebunden haben. Ozon ist ein starkes Oxidations-, Desinfektions- und Bleichmittel. Es kam in den letzten Jahren durch die fortschreitende Zerstörung der ▶ Ozonschicht unserer Erdatmosphäre ins Gespräch.

Ozonschicht

▶ Ozon kommt in der Nähe der Erdoberfläche normalerweise in sehr geringen Mengen vor. Bei höheren Konzentrationen käme es bei Pflanzen und Tieren zu Schädigungen. In größeren Höhen der Erdatmosphäre findet sich Ozon in höheren Konzentrationen; man spricht von Ozonschicht. Diese wichtige Schicht stellt im wesentlichen einen Filter für ▶ UV-Strahlung dar (vor allem energiereiche UVB- und UVC-Strahlung), d.h. einen Schutz der gesamten belebten Welt vor gesundheitsschädlicher Strahlung. Durch den vielfältigen Einsatz von ▶ Fluor-Chlor-Kohlenwasserstoffen als Treibgas in ▶ Spraydosen und Schaumstoffen sowie als Kühlmittel, aber z.B. auch durch Treibstoffe von hochfliegenden Ultraschallflugzeugen wird diese Ozonschicht zunehmend zerstört.

Die vorhandene Schädigung hat bereits bewirkt, daß Hautkrebserkrankungen zunehmen. Aber auch eine vermehrte Veränderung der Erbanlagen (eine Zunahme der Mutationsrate) wird dieser Tatsache zugeschrieben.

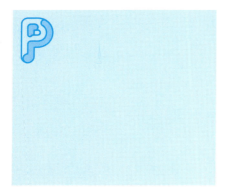

Palmitinsäure

Gesättigte ▶ Fettsäure (festes Fett).

Palmitoleinsäure

1fach ungesättigte ▶ Fettsäure (Öl).

Panthenol

▶ D-Panthenol

Pantothensäure

▶ D-Panthenol

Parabene/Paraben-Ester

▶ PHB-Ester

Paraffin

Bezeichnung für ein festes oder flüssiges Gemisch gereinigter, gesättigter, kettenförmiger Kohlenwasserstoffe, welches in Wasser und 90%igem ▶ Alkohol unlöslich ist. In der industriellen Kosmetik und Medizin wird es zur Herstellung von ▶ Cremes und ▶ Salben eingesetzt (▶ Paraffinöl).

Paraffinöl

oder Weißöl ist dick- oder dünnflüssiges ▶ Paraffin, welches im technischen Bereich zu den ▶ Mineralölen gezählt wird. Es wird aus Erdöl gewonnen. In der Kosmetikliteratur werden vielfach Bedenken über den Einsatz von Paraffinöl in Kosmetika geäußert. Es wird empfohlen, sie nur in Präparaten mit Oberflächenwirkung (▶ Massageöl, Babyöl) einzusetzen, da sie nicht wie die natürlichen ▶ fetten Öle in die Haut eindringen.

▶ Öle, ▶ Öle, pflanzliche

Parfüm

Das eingedeutschte Wort „Parfüm" und das französische Stammwort „parfum" leiten sich ab vom lat.: *per fumum = durch den (Opfer-)Rauch*, was auf antike Kulte des Verdampfens von ▶ Duftstoffen hindeutet.

Unter Parfüm versteht man die 10- bis 20%ige alkoholische Lösung von geeigneten ▶ Riechstoffen, aber auch den Duft selbst.

Neben den Parfüms unterscheidet man nach dem Gehalt an ▶ Parfümöl außerdem noch: Esprit de perfum (10–12%), Eau de perfum (7–10%), ▶ Eau de Toilette (4–7%) und ▶ Eau de Cologne (2–4%).

Ein gutes Parfüm enthält Hunderte von Stoffen, welche ein Parfümeur im wesentlichen durch sein Einfühlungsvermögen und langjährige Erfahrung sorgfältig miteinander abstimmen muß. Dabei teilt er die verwendeten Riechstoffe in 3 Gruppen ein: 1. *Kopfnoten,* die Riechstoffe, die sehr wenig haften und als erste vom Riechenden wahrgenommen werden. 2. *Herznoten,* die mäßig haftend sind und so die Mitte (das Herz) des Parfüms ausmachen; vom Riechenden werden sie als zweite wahrgenommen. 3. *Basis- oder Grundnoten,* die sehr stark haftend sind und gleichzeitig stabilisierend auf Kopf- und Herznoten wirken; sie bestimmen den Hauptcharakter eines Parfüms. Bei der Anwendung von Parfüm auf der ▶ Haut werden oft ▶ Allergien oder ▶ Irritationen beobachtet. Aus diesem Grund werden Parfümöle besonderen Hautprüfungen unterzogen. Trotzdem kommt es immer wieder zu Hautunverträglichkeiten. Das gleiche gilt natürlich auch für parfümierte Kosmetika, weshalb wir mit unseren selbstgemachten Kosmetika einen großen Trumpf in der Hand halten. Sie können nämlich – bevor Sie einen Parfümzusatz in Ihr Produkt geben – testen, ob Sie diesen auf der Haut vertragen (▶ Allergietest).

▶ Parfümierung

▶ SM, Seite 71

Parfümierung

spielt eine wichtige Rolle bei kosmetischen Produkten. Besonders ▶ Cremes werden von den meisten Menschen zunächst durch ihren Geruchssinn getestet. Als ▶ Duftstoffe zur Parfümierung unserer selbstgemachten Kosmetika haben wir vor allem ▶ ätherische Öle und ▶ Parfümöle eingesetzt. Natürlich können Sie auch Ihr eigenes ▶ Parfüm oder ▶ Pflanzenextrake verwenden. Jedoch nicht jeder Duftstoff eignet sich für jedes kosmetische Produkt. So darf man ein ▶ Eau de Toilette oder ein ▶ Eau de Cologne nicht in die Emulsion einer Creme einrühren, da diese dadurch instabil wird oder in ihre Bestandteile auseinanderfällt. In ▶ Haarfestiger, ▶ Fön-Festiger oder ▶ Haarspray, die wie Eau de Cologne ▶ Alkohol enthalten, können Sie es hingegen einsetzen. Auch ätherische Öle können ▶ Emulsionen stören. Daher arbeiten wir in einigen Fällen mit ▶ Lösungsvermittler.

▶ Riechstoffe

▶ CS, Seite 51 ff.

Parfümöl

Man verwendet es neben ▶ ätherischen Ölen zur Parfümierung von Kosmetika usw. Diese Öle sind oft synthetisch oder naturidentisch hergestellt, können aber trotzdem empfohlen werden, weil sie besonderen Hautprüfungen unterzogen wurden. Allerdings empfiehlt sich ein persönlicher ▶ Allergietest, bevor Sie sie in die selbstgemachte Kosmetika einrühren – sofern Sie eine generelle Neigung zu Allergien haben.
Parfümöle bestehen oft aus einer Kombination von mehreren Düften, die an Naturdüfte angelehnt sind (▶ Parfüm).

▶ Duftstoffe, ▶ Riechstoffe

▶ CS, Seite 53

Einige Beispiele für Parfümöle:

Apfelblüte, grüner Apfel (wie Apfelblüten bzw. Apfel); **Flieder, Geißblatt** (süßlich); **Jasmin, Lotos** (süßlich exotisch); **Maiglöckchen, Moschus weiß – Moschus wild** (klassische Parfümgrundsubstanz). Echter Moschus ist der Sexuallockstoff eines Kleinhirsches im Himalaja (Tibet) und in einigen chinesischen und sibirischen Hochgebirgen. Das Parfüm wird aus einer Drüse gewonnen. Leider ist das Tier wegen der Begehrtheit seines in konzentrierter Form penetranten Duftes fast ausgestorben. (Die Chinesen beginnen allerdings, es gezielt in Moschusfarmen zu züchten.) **Rose, Orchidee** (Phantasiebezeichnung; relativ frisch duftend); **Veilchen, Magnolie** (angenehm süßlicher Duft), **Teerose**.

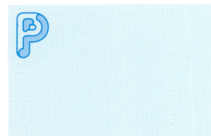

Parsol MCX

Ein öllöslicher Sonnenfilter (▶ UV-Filter). Eine Art Öl; genau gesagt ein Zimtsäureester. Es ist eine hellgelbe, etwas dickliche Flüssigkeit und praktisch geruchlos. In der ▶ Blauen Liste hat es die Code-Nr. UV 445. In der ▶ Kosmetikverordnung ist es bis zu einer Höchstmenge von 10 % zugelassen. In unseren Rezepten verwenden wir aber nicht mehr als 6 %. Der Hersteller garantiert absolute Unschädlichkeit. Wenn Sie ganz sicher sein wollen, machen Sie – sofern Sie generell allergiegefährdet sind – einen ▶ Allergietest mit der reinen Substanz.
Parsol MCX wird in die Ölphase gemischt. In der Emulsion kann es mit ▶ SoFiW kombiniert werden, der dann in der Wasserphase enthalten ist.

▶ SoFiO, ▶ SoFiW

▶ CS, Seite 79
▶ SM, Seite 119 f.

Patschouli

▶ Ätherisches Öl mit typisch „indischem" Duft.

Peelingcreme

Fette Haut neigt zur Verhornung der Oberhaut, wodurch u. a. auch die Talgdrüsen verstopfen. Peelingcreme entfernt durch Mandelkleie- oder andere Substanzen und durch sanftes Massieren mit den Fingerspitzen überflüssige Hornhautschüppchen.

▶ Haut

▶ CS, Seite 73

Pektine

▶ natürliche Gelbildner, die aus den Schalen von Citrusfrüchten, Äpfeln usw. gewonnen werden. Sie sind z. B. im Gelierzucker zum Einkochen enthalten. Pektine gelieren in sauren Lösungen, sie werden fester beim Zusatz von Zucker.

Peptid

Chemische Verbindung aus zu Ketten verknüpften ▶ Aminosäuren. Kurzkettiges ▶ Eiweiß (▶ Protein).

Perlglanzlippenstifte

▶ Lippenstifte mit ▶ Perlglanzpigmenten.

▶ SM, Seite 92 ff.

Perlglanzpigment

▶ Farbpigment. Perglanzfarben sind trotz ihres metallenen Effektes absolut harmlos und ungiftig.
Die Wirkung dieser Farben beruht auf Lichtbrechungseffekten, denen auch die Perle, das Perlmutt der Muschel oder bestimmte Fischschuppen ihren Perlglanz verdanken. Der raffinierte Trick, mit dem man heute Perlmutt-Effekte künstlich erzeugt, besteht darin, daß man feinstgemahlenen ▶ Glimmer verwendet. Glimmer ist ein völlig ungiftiger Naturstoff, der aufgrund seiner Kristallstruktur immer in dünnen Platten bricht. In einem komplizierten Herstellungsprozeß wird kristallines Titandioxid (▶ Titanweiß) auf die Glimmerplättchen aufgetragen. Wenn der Lichtstrahl auf die beschichteten Glimmerplättchen trifft, wird durch Reflexion an der dünnen Titandioxid-

schicht die Farbänderung bewirkt. Dabei kommt durch die unterschiedliche Dicke der Plättchen ein ähnlicher Effekt zustande wie beim Perlmutt. Die Wirkung dieser Pigmente beruht ausschließlich auf Farbüberlagerung und nicht auf Farbsubstanzen. Deshalb sehen die reinen Pigmentpulver auch fast nur weiß aus. Erst wenn man sie als dünne Schicht aufträgt, kann man die unterschiedlichen Farben erkennen.
Perlglanzfarben dieser Art, die wir in der Hobbythek verwenden, haben wir **Silberweiß, Perlgold, -blau, -rot, -grün** genannt.
Andere kräftige Farben erzeugt man mit einem zusätzlichen Überzug auf das Glimmerplättchen, beispielsweise durch eine zusätzliche dünne Schicht *Eisenoxid,* einer ebenfalls völlig giftfreien Substanz. Diese Schicht wirkt wie ein Lichtfilter und färbt die Pigmente stärker an. Dadurch entstehen herrliche Goldtöne, die vom echten Gold kaum zu unterscheiden sind. Die von uns verwendeten Perlglanzfarben dieser Art sind: **Bronze, Kupfer, Perl-Siena, Feingold, Altgold, Altsilber, Himmelblau, Superblau, Pinkperl, Himbeerperl, Veilchenperl.**
Außerdem gibt es noch die *changierenden Farben.* Sie wechseln je nach Betrachtungswinkel zwischen Grün und Gold, Rot und Gold, Blau und Grün, Rot und Grün usw. Wir haben diese Pigmente *Flipperl* genannt: **Flipperl rot-gold, Flipperl grün-gold, Flipperl rot-grün, Flipperl blau-grün.**

Auch in der Auswahl dieser Farbpigmente sind wir nach dem Ringbuch für ▶ „Kosmetische Färbemittel" vorgegangen.

▶ Farbe, ▶ Normale Pigmente

▶ SM, Seite 50 ff.

Pestizide

(lat.: pestis = Seuche/Unheil). Mittel zur Bekämpfung von Schädlingen bei Tieren und Pflanzen (Schädlingsbekämpfungsmittel). Es gibt eine Vielzahl von Untergruppen: z. B. die *Insektizide,* die gegen Insekten eingesetzt werden, die *Fungizide* gegen Pilze. In der Kosmetik spielen die Rückstände dieser Substanzen eine Rolle, wenn die Ausgangsprodukte zur Herstellung von Kosmetika mit Pestiziden behandelt wurden (▶ Lanolin) oder diesen auf andere Weise ausgesetzt waren (▶ Propolis). Auch ▶ ätherische Öle und ▶ fette Öle können mit Pestiziden belastet sein. Daher kann die Anwendung von naturidentischen ätherischen Ölen durchaus ein Vorteil sein.

▶ Sanfte Kosmetik

▶ SM, Seite 35

Pfefferminzöl

▶ Ätherisches Öl, gewonnen aus *Mentha piperita.* Hauptbestandteil mit über 50 % ist ▶ Menthol. Pfefferminzöl wirkt krampflösend und auswurffördernd. Als Heilpflanzenöl sehr beliebt.
Bei Kleinkindern kann es als Badezusatz zu Erstickungsanfällen führen.

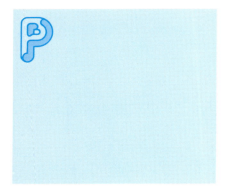

Pflanzenextrakte

Haben wir in Cremes und Körpermilch eingesetzt. Hier eine Auswahl:

Hopfen: regt Durchblutung an, soll kurzzeitig straffen
Brunnenkresse: gegen fettige und unreine Haut
Sonnenhut: wundheilend, gegen Sonnenbrand und Insektenstiche
Feldstiefmütterchen: heilend, entzündungshemmend, gegen Akne und Hautjucken
Brennessel: durchblutungsfördernd, gegen Hautjucken
Salbei: leicht straffend, gegen Bakterien, daher desodorierend und wundheilend
Schafgarbe: wundheilend, weil bakterienhemmend, gut für strapazierte Haut
Walnußblätter: leicht straffend und insektenvertreibend (nicht für trockene Haut geeignet)
Johanniskraut: wundheilend, gegen Bakterien und leicht straffend, gut gegen strapazierte, wunde und unreine Haut
Hamamelis: durchblutungsfördernd, entzündungshemmend, kühlend, juckreizstillend
Ringelblume (Calendula): bakterientötend, heilend, anregend, gegen unreine Haut, in Sonnenschutzmitteln oder After-Sun-Cremes

Viele Wirkungsweisen stammen aus der Volksmedizin, die noch zahlreiche weitere Extrakte (▶ Drogen) kennt.
Weitere Angaben: ▶ Birkenextrakt, ▶ Brennesselextrakt, ▶ Hamamelis, ▶ Klettenwurzelextrakt, ▶ Malve, ▶ Schachtelhalmextrakt

▶ Extrakt, ▶ Kräuter, ▶ Wirkstoffe

▶ CS, Seite 51

Pflanzenfarben

▶ Naturfarben, ▶ Pflanzen-Farbextrakte

Pflanzen-Farbextrakte

Man unterscheidet zwischen Extrakten, die mit Wasser hergestellt werden, und solchen, die mit ▶ Alkohol ausgezogen werden. Zu letzteren gehört nur das Sandelholz. Zu den Pflanzen, deren Farbstoffe sich am besten mit Wasser ausziehen lassen, gehören ▶ Walnuß, ▶ Krappwurzel und ▶ Heidelbeere. Wir haben diese Farbstoffe jeweils eine halbe Stunde einwirken lassen. Oft genügen kürzere Zeiten.
Alle Pflanzenextrakte haben einen sauren ▶ pH-Wert. Wenn Sie Ihre Haare damit tönen (vgl. Farbtabelle auf der rechten Seite), dürfen Sie nur neutrale oder saure Shampoos oder Haarkuren verwenden.

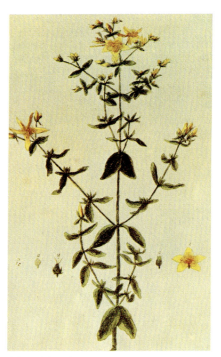

Johanniskraut

Der alkoholische Extrakt läßt sich besonders leicht herstellen. Allerdings werden die Haare durch den Alkohol leicht spröde. Deshalb muß unbedingt mit einer ▶ Haarkur nachgespült werden.

▶ Haar, ▶ Haarfärben, ▶ Haartönen, ▶ Haartönungsfarben, ▶ Henna, ▶ Reng

▶ SM, Seite 156 ff.

Pflanzenöle

▶ Öle, pflanzliche

Pflegecreme

Enthält für die verschiedenen ▶ Hauttypen unterschiedliche pflegende Zusätze. Zahlreiche Rezepte: ▶ CS, Seite 62 ff.

▶ Creme-/Milchzubereitung

Pflegemilch

Enthält für die verschiedenen Hauttypen unterschiedliche pflegende Zusätze. Milch ist dünnflüssiger als eine Creme und kann daher leicht auf dem ganzen Körper verteilt werden. ▶ Creme- und Milch-Herstellung sind grundsätzlich gleich.

▶ CS, Seite 65 u. 72

Phospholipid

▶ Lecithin, ▶ Liposom

PHB-Ester

auch Parabene oder Parabenester. PHB-Ester sind Ester der 4-Hydroxybenzoesäure.
In der Natur kommen die Ester und Glukoside der 4-Hydroxybenzoesäure in fast allen Gewürzen vor. In

der Tierwelt hat man festgestellt, daß z. B. der im Wasser lebende Gelbrandkäfer eine methylparaben-ähnliche Substanz (▶ Nipagin) im eigenen Körper produziert.
PHB-Ester dürfen in der BRD für Konservierungszwecke in Lebensmitteln eingesetzt werden. In kosmetischen Produkten sind sie gegen Schimmelpilzbefall (▶ Nipagin) und Hefepilzbefall (▶ Nipasol), welche häufige Ursachen für das Verderben

Mit diesen Naturfarben können Sie färben		Ihre natürliche Haarfarbe						
		Hell-blond	Mittel-blond	Dunkel-blond	Hell-braun	Mittel-braun	Dunkel-braun	Schwarz
Warm-töne	(Hellbeigeblond) Walnuß	optimal	Glanz					
	(Beigeblond) Krapp	optimal	leicht	Glanz				
	(Kastanienrot) Heidelbeer	–	–	stark	optimal	optimal	leicht	–
	(Rotbraun) Rotes Sandelholz	–	stark	optimal	optimal	leicht	Glanz	

Farbtabelle für Pflanzen-Haartönungsfarben

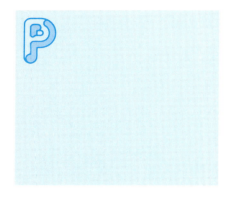

von Kosmetika darstellen, einsetzbar. Gegen Bakterien haben sie nur sehr begrenzte Wirkung. Um ihre Wirkungsweise zu verbessern, werden sie meist in Kombinationen angewandt (▶ Aqua conservans). Wir setzen Aqua conservans als ▶ Konservierungsmittel auch in unseren Kosmetika ein; empfehlen für Allergieempfindliche jedoch einen ▶ Allergietest, da PHB-Ester in seltenen Fällen ▶ Allergien auslösen können.

▶ Aqua-conservans-Konzentrat,
▶ Konservierung, ▶ Konservierungsmittel

▶ CS, Seite 43

pH-Wert

Der sogenannte *pH-Wert* gibt mit einer Zahl an, ob die gemessene Lösung sauer, neutral oder basisch (▶ alkalisch) ist. Die pH-Wert-Skala reicht von 0 bis 14. In der Mitte bei pH-7 liegt der Neutralpunkt. Das ist auch der pH-Wert von reinem, destilliertem Wasser. Gibt man *Säure* zu, so sinkt der pH-Wert. Der saure Bereich liegt also zwischen 6,9 und 0. Zitronen haben z. B. einen pH-Wert von etwa 2. Ein Sprung um eine einzige pH-Einheit – also beispielsweise von 5 auf 4 – bedeutet allerdings, daß die Lösung zehnmal so sauer ist wie zuvor.

Alles, was höher ist als 7 – also 8 bis 14 –, kennzeichnet den alkalischen Bereich. Die *Basen* sind sozusagen das Gegenteil der Säuren. Die wäßrigen Lösungen der Basen nennt man Laugen. Starke Basen sind genauso aggressiv wie konzentrierte Säuren.

▶ Einstellen des pH-Wertes,
▶ Säuremantel (der Haut)

▶ CS, Seite 13

Pigment

▶ Farbpigment

Pinsel

▶ Rouge-Pinsel

Pirocton-Olamin

▶ Antischuppenmittel für die Kopfhaut, von dem eine Dosierung von nur 0,1% im Haarwasser (▶ SM, Seite 154; auf keinen Fall höher dosieren!) und 1% im Shampoo bereits genügt. Untersuchungen belegen, daß Pirocton-Olamin eine der wirksamsten Antischuppen-Substanzen ist (u.a. Stiftung Warentest). Der Stoff ist in den meisten Fertigprodukten der Industrie enthalten. In der angewandten Konzentration praktisch ungiftig ist. Auch bei längerem Gebrauch greift es die Haut nicht an.

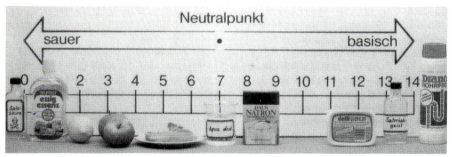

Die pH-Wert-Skala mit dem neutralen Wert 7 in der Mitte und einigen Stoffen, die wir dem jeweiligen pH-Wert zugeordnet haben. Von 0 bis 7 reicht der Säurebereich, von 7 bis 14 der alkalische Bereich.

Trotzdem empfehlen wir Ihnen den ▶ Allergietest.
Das fertige Haarwasser oder Shampoo soll stets einen ▶ pH-Wert von 7 haben, sonst wirkt das Antischuppenmittel nicht.

▶ Antischuppen-Shampoo,
▶ Schuppen, ▶ Sebostase, ▶ Seborrhöe

▶ CS, Seite 150
▶ SM, Seite 140

Plaque

sind weiche Verunreinigungen auf der Zahnoberfläche. Die darin enthaltenen Bakterien greifen den Zahnschmelz an, und es entsteht ▶ Karies. Durch häufiges und gründliches Zähneputzen kann die Plaquebildung verhindert oder zumindest eingeschränkt werden.

▶ Kariesvorbeugung, ▶ Putzkörper, ▶ Zahnpasta, ▶ Zahnstein

PN 73

▶ Gelbildner, der im Gegensatz zu manchem von der Industrie verwendeten nach unseren Nachforschungen ohne irgendwelche gesundheitsschädlichen Nebenwirkungen äußerst hautfreundlich ist. Verschiedene medizinische Hauttests haben dies bestätigt. Wir haben eine ausführliche Testreihe von Professor Tronnier vorliegen, nach der sogar Allergiker PN 73 vertragen.
PN 73 speichert die Feuchtigkeit; es hält also die Haut – ähnlich wie natürliches ▶ Kollagen – länger feucht. Schließlich stabilisiert PN 73 jede Emulsion auch dann, wenn sie kalt gerührt wird. 0,5% bis 1% Trockensubstanzen dieses Gelbildners reichen für die Bindung von Wasser aus. Wenn ein solches Gel verdunstet, bleibt also praktisch nichts mehr übrig, was vor allem bei einer Anwendung im Haar sehr angenehm ist.
Im Gegensatz zu ▶ Haarspray, das die Haare oft spröde werden läßt, bewährt sich dieses Gel zugleich auch als ▶ Festiger, mit dem man das Haar leicht formen kann.
Darüber hinaus können Sie jede Creme und Pflegemilch mit PN 73 stabilisieren und dadurch temperaturunanfälliger machen (Stabilisator).

▶ Haargel, ▶ Liposomgel,
▶ Sonnenschutzgel

▶ SM, Seite 62 ff.

Propolis

▶ Wirkstoff. Im weitesten Sinne ein Harz, das die Bienen produzieren. Wissenschaftlich festgestellt wurde, daß Bienen sich mit Propolis gegen Insekten und Mikroben wehren. Wirksam werden bestimmte Inhalts-

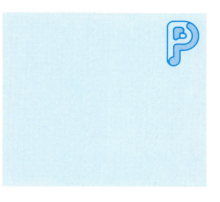

stoffe (vermutlich ▶ ätherische Öle und ▶ Flavonoide). Die keimtötende Wirkung von Propolis ist noch nicht ganz erforscht. Allerdings wurde auch festgestellt, daß Kontaktallergien auf Propolis immer häufiger zu beobachten sind, da es mit ▶ Pestiziden verunreinigt sein kann. Wir empfehlen daher auf jeden Fall einen ▶ Allergietest.
Propolis gibt es in verschiedenen Formen:
als *Rohpropolis* in Form von Granulat;
als *Propolistinktur* in 90%igem Weingeist;
als *Flüssigextrakt* in Propylenglycol;
als konzentriertes *Propolisextraktpulver* zum Einnehmen.
Wir verwenden Propolis in unseren ▶ Lippenpflegestiften und als Zahnfleischpflegemittel in der ▶ Zahnpasta.
Außerdem haben wir ein Rezept für einen Propolis-Balsamstift entwik-

113

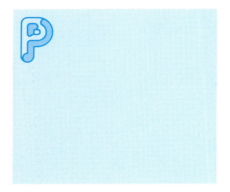

kelt (SM, Seite 98). Dieser hilft ausgezeichnet bei kleinen Hautverletzungen, Pickeln und anderen Hautunreinheiten. Propolis soll sogar gegen bestimmte Viren (Herpes) wirken.

▶ SM, Seite 64 f., 128

Propylenglycol

Propylenglycol ist ein ▶ Lösungsmittel für ▶ Öle, ▶ Fette, ▶ Wachse, ▶ Harze usw. Eine ölige Flüssigkeit, die sich sowohl mit Wasser wie mit ▶ Alkohol und vielen anderen organischen Lösungsmitteln mischen läßt. In entsprechender Menge hat es eine konservierende Wirkung. In der Nahrungsmittelindustrie wird es als Lösungsmittel für Aromen und ▶ Farbstoffe eingesetzt. Es kann in Kosmetikrohstoffen wie in ▶ Parfümölen, ▶ Frischpflanzenextrakten und anderen ▶ Kräuterextrakten, ▶ D-Panthenol 50 % und ▶ Aqua-conservans-Konzentrat enthalten sein. Propylenglycol ist nicht giftig und wird im Körper abgebaut. Es gilt als nicht hautreizend oder -sensibilisierend. Für Hinweise, daß es hautreizend wirke, haben wir bisher keine Bestätigung gefunden. Es kann allerdings allergisch wirken (▶ Allergietest).

▶ Extrakt

Protein (Eiweiß)

Für den gesamten menschlichen Körper ist Eiweiß einer der wichtigsten Grundstoffe. Ohne ihn wäre ein Aufbau der Zellen nicht möglich. Eiweiß wird gebildet aus langen ▶ Aminosäureketten. Grundsätzlich unterscheidet man 20 verschiedene Aminosäuren; sie werden oft auch als Bausteine des Lebens bezeichnet. Hauptbestandteile von ▶ Haut und ▶ Haar sind die sogenannten *Faserproteine,* die oft in parallelen Bündeln angeordnet vorliegen. Zu ihnen gehören die ▶ *Kollagene* und die ▶ *Keratine*, zu denen als dritte Gruppe noch die ▶ *Elastine* hinzukommen.

▶ CS, Seite 15

Proteinpulver

ist ein ▶ Eiweißhydrolysat in Pulverform. Es ersetzt ▶ Crotein C. Proteinpulver wird ebenso wie Crotein C in Emulsionen und Flüssigseifen verwendet. Tenside werden dadurch noch milder. Es ist ein ähnliches Produkt wie Elastinpulver (▶ Elestinhydrolisat). Es darf nur bis 70 °C erhitzt werden und wird in der Wasserphase aufgelöst. Einsatzmenge: ca. 1 %.

▶ Kollagenhydrolysat

Provitamin A

Die noch unwirksame Vorstufe des Vitamin A: als ▶ Karotin. Wird mit der Nahrung aufgenommen und im Dickdarm in Vitamin A umgesetzt.

▶ Bräunungsmittel, ▶ Vitamin

Puder

Die Damen und Herren der Rokokozeit verwendeten *Reispuder,* um ihre Gesichter und Perücken weiß zu pudern. Stärke spielt als Puderbestandteil immer noch eine Rolle. Allerdings sind die Mischungen heute raffinierter. Denn der Puder soll ja nicht einfach nur abdecken, sondern zugleich auch noch transparent und natürlich wirken.
Pudergrundstoffe sind außer ▶ Farbpigmenten je nach Rezept ▶ Kartof-

felstärke, ▶ Kieselsäure, ▶ Magnesiumstearat, ▶ Maisstärke, ▶ Talkum sowie Fette, Öle und Wachse.
Magnesiumstearat verbessert die Haftfähigkeit. Die Fettbestandteile verhindern, daß der Puder sich trocken anfühlt, beim Auftragen staubt. Außerdem erhöhen auch sie die Haftfähigkeit.
Wir haben grundsätzlich nur losen Puder hergestellt, und zwar als ▶ *Gesichts-Puder,* ▶ *Rouge-Puder* und ▶ *Lidschatten-Puder.*

▶ SM, Seite 84 ff.

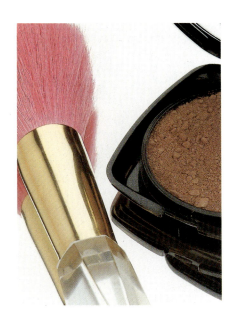

Puffersystem

Schutzsystem der Haut. Die Stoffe eines Puffersystems sind in der Lage, selbst bei Zusatz von sauren oder alkalischen Stoffen den ▶ pH-Wert eines Systems annähernd gleich zu halten. Dieses gilt jedoch nur in bestimmten Grenzen. So kann z. B. das Waschen mit Seife das Puffersystem des Hautsäuremantels empfindlich stören.

▶ Einstellen des pH-Wertes,
▶ Haut, ▶ pH-Wert, ▶ Säuremantel

Putzkörper

Als Putzkörper können in ▶ Zahnpasta enthalten sein: ▶ Schlämmkreide, ▶ Kieselsäure, ▶ Madrellsches Salz und andere Phosphate. Auch Kunstharze sind geeignet. Durch Putzkörper werden ▶ Plaque und ▶ Zahnstein abgelöst. Die Korngröße der Putzkörper muß sehr fein sein, damit eine gute mechanische Reinigungswirkung erzielt, aber der Zahnschmelz nicht angegriffen wird. Phosphate als Putzkörper hemmen ▶ Karies und vertragen sich gleichzeitig gut mit Fluorsalz. Madrellsches Salz verhindert außerdem die Bildung von Zahnstein.

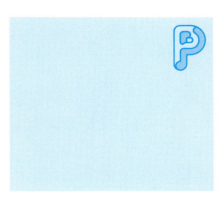

PVA

Abkürzung für Polyvinylacetat
▶ Haarfestigersubstanz

PVP

Abk. für Polyvinylpyrrolidon
▶ Haarfestigersubstanz

115

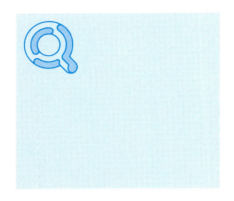

Quat

Ein Mittel, das ▶ „fliegende" Haare nach dem Waschen verhindert. Den seltsamen Namen hat Quat, weil an der Verknüpfungsstelle von Fettsäuren und Eiweißbausteinen ein 4wertiges Stickstoffatom steht (Quat = quaternär = 4wertig). Quats sind kationische ▶ Tenside, die wir in Haarkuren und Shampoos einsetzen. Nach dem Waschen sind die Haare meist negativ elektrisch geladen. Das positiv geladene Quat wird also gleichsam elektrostatisch angezogen. Es zieht auf das Haar auf (▶ Substantivität) und bildet einen Film (▶ Filmbildner). Das Haar wird weicher, geschmeidiger, glänzender und läßt sich besser kämmen.
Viele Quats sind sehr aggressive Substanzen, die gefährlich sein können, wenn sie ▶ freie Amine enthalten, die krebserregende ▶ Nitrosamine bilden können. Wir haben deshalb sehr sorgfältig unter den Substanzen ausgewählt. Die Gefahr der Bildung von Nitrosaminen besteht nicht bei ▶ Croquat L, ▶ Festigerquat 550, ▶ Haarquat. Reste von freien Aminen kommen in ▶ Kurquat KDM und ▶ Incroquat Behenyl vor. Im fertigen Produkt sind wegen der geringen Einsatzmengen nur noch minimale Spuren vorhanden; bei Kurquat 5mal weniger als bei Incroquat Behenyl, weshalb wir dieses nicht mehr empfehlen.

▶ Festigerquat 550, ▶ Haarquat

▶ CS, Seite 123
▶ SM, Seite 137 f.

Quecksilber

Chemisches Symbol: Hg (von lat.: hydrargyrum, „Wassersilber")
Quecksilber ist das einzige bei Zimmertemperatur flüssige Metall. Schon bei dieser Temperatur verdunstet es sehr stark, weshalb zerbrochene Thermometer, die Quecksilber enthalten, eine Gefahr darstellen. Denn Hg-Dämpfe wirken, wie zahlreiche Hg-Verbindungen, sehr stark giftig.
Quecksilber findet auch heute noch im medizinischen Bereich Anwendung. Sie wurde allerdings stark zurückgenommen. Die Anwendung von Amalgamen als Füllmaterial für Zähne ist nach wie vor umstritten. Teilweise bildet Hg sehr leuchtende Verbindungen, wie das wichtigste, natürlich vorkommende Hg-Mineral, das Hg-Sulfid (HgS, Zinnober). Dieses war schon in der Antike bekannt und richtete in ▶ Schminken z.T. großen Schaden an.

▶ Schwermetalle

▶ SM, Seite 44

Quercitron

Natürlicher Farbstoff.
Gelber Auszug aus der Rinde der amerikanischen Färbereiche Quercus tintoria, der meist zum Färben von Wolle, Seide und Baumwolle verwendet wird.

▶ SM, Seite 38 f.

Ranzigwerden

Das Ranzigwerden von Öl oder Fett bezeichnet man chemisch als ▶ *Oxidation,* bei der eine Hauptreaktion die Umsetzung mit dem Sauerstoff der Luft ist. Deshalb ist es wichtig, problematische Öle immer sehr gut verschlossen zu halten. Vor allen Dingen sollte man sie nicht längere Zeit in halbleeren Flaschen aufbewahren. Am besten ist es, empfindliches Öl immer bis fast zum Rand des Flaschenhalses abzufüllen.
Eine Möglichkeit, die Oxidation des Öles zu verhindern, ist die Zugabe von ▶ Vitamin E oder ▶ „Antiranz" in das *frische* Öl.

▶ Öle, pflanzliche

▶ CS, Seite 33

Rasierwasser

▶ After shave

Rathaniawurzel

wird in Peru angebaut. Sie hat einen hohen Gerbstoffgehalt und wird deshalb hauptsächlich in alkoholischen Lösungen als ▶ adstringierendes Mittel verwendet. In Tinkturen kann Rathaniawurzel anstelle von ▶ Hamamelis eingesetzt werden.

Reinigungsmilch

Normale, gesunde Haut pflegt sich durch die eigene Talgproduktion auf natürliche Weise selbst und verfügt durch Bakterienflora und ihren sauren pH-Wert über Abwehrkräfte. Natürliche Pflege und Schutz geraten durch die ▶ alkalische Reinigung mit Seife oft aus dem Gleichgewicht. Trotzdem wäre es falsch zu sagen, wir brauchten uns nicht zu waschen. Zum einen lagert sich auf der Haut im Laufe des Tages viel Schmutz ab; außerdem hat die Haut Schweiß- und Schlackenstoffe abgegeben. Auch der hauteigene ▶ Hydrolipidmantel hat seine Tücken: So können zum Beispiel Talg und Schweiß in ihre Einzelbestandteile – die ▶ Fettsäuren – zerfallen, wenn sie längere Zeit auf der Haut bleiben. Der Name Säure sagt schon, daß sie sich zum Teil sehr aggressiv auf der Haut bemerkbar machen können. Auf regelmäßige Reinigung können wir also nicht verzichten.
Nun gibt es für die verschiedenen Hauttypen durchaus unterschiedliche Verfahren.
So sollte man bei *fettiger Haut* von Zeit zu Zeit zu Flüssigseife oder zu Waschcreme oder Peelingcreme greifen. Zwischendurch genügt vielleicht eine Reinigungsmilch.
Bei *normaler Haut* sind Sie noch am besten dran; da ist es mehr oder weniger Ansichtssache, was man bevorzugt.

Bei *trockener Haut* sollten Sie auf jeden Fall für Gesicht und Hals eine Reinigungsmilch verwenden. Sie reinigt ebenso gründlich wie Wasser und Seife.
Reinigungsemulsion besteht aus Fett und Wasser. Und da Fett bekanntlich am besten mit Fett zu lösen ist, läßt sich das verschmutzte Hautfett ohne Probleme mit einem Wattebausch abnehmen. Der in der Reinigungsmilch enthaltene Wasseranteil wiederum entfernt den Schweiß und andere wasserlösliche Verschmutzungen wirklich „porentief". Da ▶ Eiweißhydrolysate wie ▶ *Proteinpulver* und ▶ *Nutrilan* ebenfalls einen leichten Wascheffekt erzeugen, sollten Sie davon etwas in die Emulsion geben.
Tragen Sie zur Reinigung auf Gesicht und Hals mit einem Wattebausch großzügig die Reinigungsemulsion auf. Schon dabei werden Sie sehen, wie die Watte sich dunkel färbt, der

117

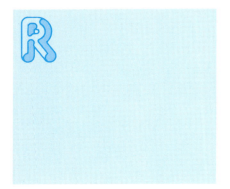

gelöste Schmutz also an ihr haften bleibt. Anschließend entfernen Sie mit frischer Watte oder einem Papiertuch die Emulsion, bis keine Schmutzreste mehr auf der Watte zu sehen sind.
Besonders bei der Verwendung von Puder und deckenden Make-ups ist es wichtig, vor dem Schlafengehen die Haut gründlich zu reinigen, damit die verstopften Poren wieder frei werden.
Da Reinigungsmilch nur kurz auf der Haut bleibt und sofort wieder entfernt wird, wären teure Inhaltsstoffe zu schade. Verwenden Sie preiswertes Öl; es kann auch pflanzliches Salatöl sein.

▶ Haut, ▶ Waschcreme

▶ CS, Seite 65 f., 83 ff.

Reng

Natürliche ▶ Haartönungsfarbe. Es hat ähnliche Eigenschaften wie ▶ Henna, und es kann mit ihm auch kombiniert werden.
Es handelt sich um pulverisierte, getrocknete Blätter eines Strauchs mit dem lateinischen Namen *Indigo ferra argentia*. Die Färbung ist dunkler als beim Henna; sie kann bis hin zum Schwarz reichen. Vorsicht: Nur in seriösen Geschäften kaufen, damit Sie nicht an die billigeren Blei- und Kupfersalze geraten.

▶ SM, Seiten 134, 157

„Repair-Komplex"

Von der kosmetischen Industrie angebotene Kosmetika mit ▶ Proteinen (Eiweißstoffen) als Wirksubstanzen, die auf der Haut regenerierend („reparierend") wirken sollen. Ein sogenannter „Repair-Komplex", auf die Haut aufgetragen, wirkt auf keinen Fall auf diese Weise, und Falten lassen sich auch nicht „reparieren" – höchstens für ein paar Stunden überdecken oder hinauszögern.

▶ Kollagen, ▶ Liposomgel

▶ CS, Seite 45

Rewoderm Li 420

Ein ▶ Verdickungsmittel für Waschemulsionen (Tenside). Es handelt sich um ein zähflüssiges, nicht konserviertes Gel, das sich unter Rühren auflöst.
Rewoderm ist eine Art ▶ Emulgator, der aus ▶ Fettsäuren des Rindertalgs und aus ▶ Glyzerin gewonnen wird. Er entwickelt in Verbindung mit anderen ▶ Tensiden und Wasser eine gelierende oder verdickende Wirkung. Da Emulgatoren den Tensiden sehr ähnlich sind, trägt dieses Mittel gleichzeitig zur ▶ waschaktiven Substanz bei. Es ist außergewöhnlich mild, und man könnte es sogar für sich allein mit Wasser verdünnt als Hautwaschmittel verwenden, wobei es allerdings nicht schäu-

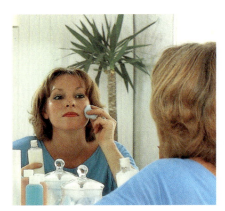

Reinigungsmilch säubert und pflegt die Haut zugleich.

men würde. Andererseits behindert es die Schaumbildung bei anderen Tensiden nicht. Bei Verwendung in Shampoos erzeugt es eine gewisse ▶ „Substantivität".
Bei manchen Rezepten kann es durch ▶ Xanthan ersetzt werden.

▶ CS, Seite 121 f.

Rewoteric AM 2 C/NM

Ein sog. amphoteres ▶ Tensid ohne Konservierung (▶ Glycintensid). Extrem mild, darin gleichwertig ▶ Lamepon S. Ideal für Kindershampoos, Babyseifen usw. Es verteilt sich gut auf Haut und Haaren. Haare laden sich elektrisch nicht auf (▶ „fliegende" Haare).

▶ CS, Seite 118 f.

Riechstoffe

Unterschieden werden Gruppen mit angenehmem Geruch (Euosmophore, ▶ Duftstoffe) und solche mit unangenehmem (Kakosmophore, „Stinkstoffe"). Wobei in der Parfümerie „Stinkstoffe" durchaus wichtige Bestandteile von Riechstoffgemischen sein können, die dann in der Komposition wieder einen Duftstoff ergeben.
Außerdem teilt man ein in natürliche Riechstoffe. Dies sind z. B. die ▶ ätherischen Öle oder tierische Stoffe, wie Ambra und Moschus.
Es gibt naturidentische Riechstoffe. Hierbei wird von den Chemikern die Zusammensetzung der natürlichen Stoffe nachgestellt. Das hat manchmal den Vorteil, daß das Endprodukt frei von schädlichen Stoffen ist, während aus der natürlichen Substanz gewonnenes mit ▶ Pestiziden und aus der Umweltbelastung stammenden Rückständen versetzt sein kann.
Schließlich gibt es noch die synthetischen Riechstoffe, die durchaus noch naturähnlich, aber auch vollkommen künstlich von ihrer chemischen Zusammensetzung her sein können.
Es gibt eine große Zahl von Einteilungen für Geruchsstoffe. Hier seien einige wichtige Gruppierungen genannt: Blumige Düfte, Würznoten, Grünnoten, Balsamische Noten, Animalische Düfte, Fruchtige Noten, Holz-Noten.
In der Kosmetik spielen Riechstoffe eine besondere Rolle. So hat sich gezeigt, daß der psychologische Effekt des angenehmen Geruchs eines Produktes meist größere Bedeutung hat als der Rest der Inhaltsstoffe.

▶ Parfüm, ▶ Parfümierung

Ringelblume

▶ Pflanzenextrakte

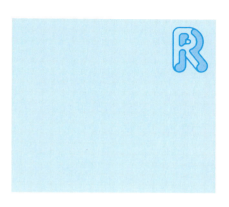

Rizinusöl

Für ▶ Lippenstifte und ▶ Lipgloss unerläßlich, weil nur dieses Öl einen feinen Glanz erzeugt.

Rosenöl

▶ Ätherisches Öl. Natürliches kostet pro Kilo 7000–8000,–. Deshalb empfehlen wir ▶ naturidentisches.

Rosmarinölbad

Es belebt den Körper und regt den Kreislauf an. Hilft bei rheumatischen Schmerzen und bei Erkältungskrankheiten. Gut mischbar mit ▶ Wacholder, ▶ Salbei und ▶ Thymianöl.

▶ Badeöl

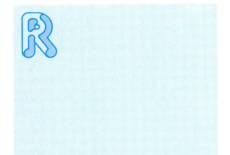

Rot

▶ Farbpigment.
▶ Index-Nr. 73360
Farbbezeichnung: C Rot 28
Organischer Farbstoff.
Anwendung: Vor allem in Lippenstiften, aber auch in allen anderen kosmetischen Präparaten. Keine Anwendungs-Beschränkungen.

▶ SM, Seite 46

Rotbraun

▶ Farbpigment.
▶ Index-Nr. 77491
Farbbezeichnung: C Rot 45
Anorganisches, mineralisches Pigment, nicht wasserlöslich. Es besteht aus fast reinem ▶ Eisen-Oxid. Als völlig unbedenklicher Lebensmittelfarbstoff (E 172) zugelassen. Keine Anwendungs-Beschränkungen.

Anwendung: Vor allem in Make-up-Puder, das auch auf Lippen und am Auge verwendet werden kann.

▶ SM, Seite 48

Rotholz

Natürlicher Farbstoff, der aus Rothölzern wie Pernambukholz, Sappanholz gewonnen wird.

▶ SM, Seite 38 f.

Rouge

Wenn man ein blasses Gesicht hat oder sich müde fühlt, ist Rouge ein altbewährtes Mittel, das Gesicht zu beleben. Allerdings muß man mit Rouge besonders einfühlsam vorgehen. Wird es falsch ausgewählt oder aufgetragen, kann es die Züge verhärten, den Ausdruck erstarren lassen und das Alter sogar betonen.
Mit ▶ *Rouge-Puder* hat man die meisten Möglichkeiten. Wer regelmäßig eine Grundierung aus ▶ Make-up trägt, hat mit Puder-Rouge gar keine Schwierigkeiten, wenn es mit einem extragroßen, weichen ▶ Rouge-Pinsel aufgetragen wird.

▶ SM, Seite 25, 85 f.

Rouge-Pinsel

Zum Auftragen von ▶ Rouge-Puder und ▶ Gesichtspuder. Sie erzielen den besten Effekt, wenn es mit einem extragroßen, weichen Rouge-Pinsel aufgetragen wird. Bei dem Pinsel sollten Sie auf gute Qualität achten; denn hier kommt es auf ganz weiche Haare an. Wichtig ist auch, daß Sie stets nur einen Hauch von Puder auf die Haarspitzen des Pinsels geben. Tupfen Sie ihn vorsichtig in das Pudergefäß, klopfen Sie ihn dann wieder leicht ab.

▶ Puder

▶ SM, Seite 25

Rouge-Puder

Rouge-Puder der Hobbythek enthält die gleichen Puderbestandteile wie ▶ Gesichtspuder. Statt ▶ Farbpigmenten, die braune Töne erzeugen, werden hier solche verwendet, die rötliche Töne erzeugen.

▶ Puder, ▶ Rouge

▶ SM, Seite 85 f.

Rückfettung

Das größte Problem stellt beim Waschen die Entfettung der ▶ Haut dar. Dadurch verliert sie ihren natürlichen Schutzfilm, und Krankheitserreger, chemische und mechanische Beanspruchungen können ihr um so leichter schaden. Obwohl die von uns empfohlenen Waschmittel extrem hautfreundlich sind, raten wir bei chronisch trockener Haut – dasselbe gilt übrigens auch für Haare –, in Seifen und Shampoos rückfettende Öle zu mischen.

Allerdings sollten die Öle nicht einfach in die Seifenmasse eingerührt werden. Gleichmäßiger wird die Emulsion, wenn Sie mit dem Öl noch einen besonderen ▶ Emulgator hinzufügen, z. B. ▶ Mulsifan CPA.
In die Gesamtrezeptur sollten etwa 2,5% Öl und 5% Emulgator eingebaut werden.

▶ Hydrolipidmantel

▶ CS, Seite 128

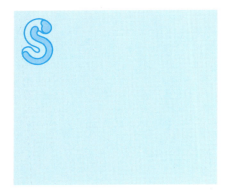

Säuremantel (der Haut)

Die menschliche Hautoberfläche hat einen sauren ▶ pH-Wert, der normalerweise etwa bei 5 liegt, aber auch bis 6 gehen kann. Er hemmt das Wachstum von Bakterien und anderen Mikroorganismen.
Der Säuremantel bildet sich u. a. aus Talg, Schweiß und verdunstendem Kohlendioxid (CO_2). Die saure Reaktion wird verursacht aus organischen Säuren wie Milchsäure, die mit Natrium, Kalium usw. Salze bildet.
Um ein Ansteigen des pH-Wertes in den alkalischen Bereich zu verhindern, befindet sich auf der Hautoberfläche ein regelrechtes ▶ Puffersystem. Selbst wenn alkalische oder saure Stoffe auf die Haut gelangen, werden diese vom Puffersystem aufgenommen, das die normalerweise auftretende pH-Wert-Änderung des Säuremantels verhindert.
Wird die Haut jedoch mit Seife gewaschen, so bedeutet das eine Beschädigung des Säuremantels, d. h. sein pH-Wert verschiebt sich nach oben und nähert sich dem alkalischen Bereich. Allerdings findet auch hier eine relativ rasche Erneuerung statt. Trotzdem sollte eine solche Verschiebung vermieden werden. Kosmetika mit einem höheren pH-Wert als 8 läßt man nur für kurze Zeit in Kontakt mit der Haut kommen.

▶ Haut, ▶ Hydrolipidmantel,
▶ pH-Wert,
▶ Einstellen des pH-Wertes

▶ CS, Seite 16

Saflor

Natürlicher gelblicher Farbstoff aus den Blüten der Färberdistel, oft auch falscher Safran genannt (ungiftig). Häufig zum Färben von Seide verwandt. Aus den Samen wird Distelöl gewonnen.

▶ SM, Seite 38 f.

Safloröl (Distelöl)

besteht aus sehr vielen ungesättigten ▶ Fettsäuren, ist vitaminreich und gut für die Cremeherstellung geeignet. Anteil des ▶ Unverseifbaren ca. 0,7 bis 2%. Wirkt als leichter ▶ UV-Filter.

▶ Öle, pflanzliche

▶ CS, Seite 35

Salbe

Gemisch aus ▶ Fetten oder fettähnlichen Stoffen (▶ Lipide) mit Zusatz von ▶ Wirkstoffen. Kann im pharmazeutischen, aber auch im kosmetischen Bereich eingesetzt werden. Kosmetische Salben sind allerdings meist „verdünnte" Salben, d. h., es wird mit einem geringen Wasseranteil eine ▶ Emulsion hergestellt. Das gewährleistet eine wesentlich bessere Verteilung der Fettstoffe und der zugesetzten Wirkstoffe.

Salbeiöl

Ätherisches Salbeiöl wirkt desinfizierend, desodorierend, schweiß- und entzündungshemmend. Im Salbeideo ist es als Wirkstoff enthalten. Empfehlenswert ist Salbeiöl im ▶ Mundwasser, auch zum Gurgeln. Salbeiöl soll nicht unverdünnt eingenommen werden – höchstens als Tee – und generell nicht während der Schwangerschaft verwendet werden.

▶ Pflanzenextrakte, ▶ Salbeiölbad

Salbeiölbad

Als Bad sehr gut bei strapazierter und wunder Haut. Hilft bei übermäßiger Schweißabsonderung und als Deodorant. Gut bei Rheuma und Erkältungskrankheiten. Mischung mit ▶ Eukalyptus, ▶ Thymian oder ▶ Rosmarin.

▶ Badeöl

Sandelholz Rot

Natürliche Haartönungsfarbe. Auf dunkelblonden und dunkleren Haaren erzeugt der Farbstoff einen angenehm leuchtenden Rotton. Hellblonde Haare werden knallrot – fast in Punkfarbe.

▶ Pflanzen-Farbextrakte

▶ SM, Seite 134

Sandelholzöl

▶ Ätherisches Öl. Angenehm holziger Geruch.

Sanfte Kosmetik

Hinter diesem Begriff steht eine Konzeption der Hobbythek, die nicht zu verwechseln ist mit der oft kritiklosen (alternativen) Naturkosmetik, die Naturstoffe unbesehen für gut und synthetische für schlecht hält. Nicht zu verwechseln ist sie auch mit Praktiken der Kosmetikindustrie, die meint, auf Begriffe wie *natürlich* und *biologisch* nicht verzichten zu können, ohne sie allerdings allzu wörtlich zu nehmen. Dies hat seinen Grund auch in der selbstauferlegten Richtlinie, kosmetischen Produkten eine extreme Haltbarkeit von bis zu 3 Jahren zu verleihen, also auf Konservierungsmittel nicht verzichten zu können.

Auch wir meinen, daß Kosmetika, die konsequent nur auf natürlichen Rohstoffen aufbauen, kaum möglich sind. Uns geht es hier vor allem um Ehrlichkeit und Durchschaubarkeit. Alle Firmen, die behaupten, sie würden „Naturkosmetik" verkaufen, nutzen nämlich nur eine Gesetzeslücke. Eine juristisch verbindliche Definition dieses Begriffes gibt es bis heute nicht. Dies gestattet es der Industrie, von Naturkosmetik selbst dann schon zu sprechen, wenn zum Beispiel nur kleine Mengen von echten Kräuterextrakten unter das ansonsten reine Chemieprodukt untergemischt werden.

Den großen Erfolg unserer Hobbythek-Konzeption führen wir nicht zuletzt darauf zurück, daß bei uns alles offengelegt wird. Bei unseren Rezepten weiß jeder, was er schließlich auf seine Haut bringt. Außerdem kann jeder die Zusammensetzung der Zutaten selbst bestimmen.

Viele Allergiker haben uns bestätigt, daß sie ihre ▶ Allergien losgeworden sind, seitdem sie die Möglichkeit haben, Kosmetika ganz auf die Verträglichkeiten ihrer eigenen Haut abzustimmen. Leider reagieren viele Menschen auch auf *Naturstoffe* allergisch. So gesehen ist nicht nur die Chemie der Übeltäter bei verschiedenen Hautleiden.

Zur Frage: Natur oder Chemie? meinen wir, daß dies gar nicht die richtige Fragestellung ist. Und wir sind deshalb einen ganz unkonventionellen Weg gegangen.

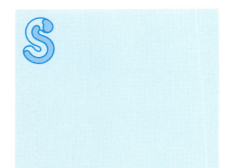

Bei der Auswahl der Rohstoffe versuchen wir es zunächst stets mit der *Natur*. Mit natürlichen Stoffen geht der Mensch seit Jahrtausenden um, wodurch man aus Erfahrung weiß, welche unschädlich sind und welche nicht. Unschädlich sind zum Beispiel fast alle Stoffe, die uns als Nahrung dienen. Darunter zählen auch natürliche Öle und Fette. Nicht umsonst haben wir die notfalls sogar eßbare Creme entwickelt. Zu dieser Philosophie haben wir uns aber auch deshalb entschlossen, weil Nahrungsmittel einer viel strengeren lebensmittelrechtlichen Grundkontrolle unterworfen sind als kosmetische Stoffe. So konnten wir guten Gewissens unsere beiden Emulgatoren ▶ *Lamecreme* und ▶ *Tegomuls* empfehlen, die zwar chemisch hergestellt werden, sich aber als außerordentlich mild und hautfreundlich herausgestellt haben. Sie gelten auch im gesetzlichen Sinne als Nahrungsmittel.

Auch bei den Schminken und Pflegemitteln für Haut und Haare haben wir uns an dieses Prinzip gehalten. Allerdings läßt es sich nicht immer durchhalten. Farbpigmente und Sonnenfiltersubstanzen sind nun einmal keine Nahrungsmittel und auch nicht durchweg als Naturstoffe zu haben. Aber wir haben stets danach geforscht, wie giftig oder ungiftig ein Stoff ist, den wir verwenden wollen; zumindest sind wir nach dem Prinzip des kleineren Übels vorgegangen.

Interessanterweise sind durch diesen Prüfungsraster viele natürliche Substanzen hindurchgefallen; das gilt vor allem für die ▶ Farben. Selbst sogenannte Erdfarben, die für sich genommen völlig ungiftig sind, die sich aber in ihren Lagerstätten meist gemeinsam mit Blei, Cadmium und anderen gefährlichen Schwermetallen und Oxiden finden, haben wir ausgeschieden. In solchen Fällen haben wir der Chemie den Vorzug gegeben, die solche Farben praktisch genauso wie die Natur herstellt, wobei aber die gefährlichen Giftbeimischungen vermieden werden können.

Man hat erst jetzt Meßmethoden entwickelt, mit denen sich selbst kleinste Spuren schädlicher Stoffe nachweisen lassen. Viele dieser Stoffe können schon bei einigen ppm, d. h. parts per million, äußerst gefährlich sein (1 ppm heißt beispielsweise, daß in 1 Kilogramm Substanz ein Tausendstel Gramm des schädlichen Stoffes enthalten ist).

Bei der Auswahl der Rohstoffe für unsere Kosmetika sind wir wie Detektive auf die Suche nach vielen Substanzen gegangen, die nicht gerade hochgiftig, aber doch auf andere Weise problematisch sind. Das trifft zum Beispiel auf *Lanolin* zu, eine Substanz aus Haut- und Haarfett von Schafen, die in der Naturkosmetik sehr beliebt ist. Sie wäre durchaus akzeptabel, wenn nicht viele Schafe mit Schädlingsbekämpfungsmitteln behandelt würden. Und Spuren davon befinden sich in dem reinen Naturstoff Lanolin.

Ein anderes Beispiel sind *ätherische Öle*, die meist aus Kräutern gewonnen werden. Je nach Standort können diese Kräuter durch verunreinigte Luft oder durch Spritzmittel mit giftigen Stoffen belastet sein. Auch hier gilt im Zweifelsfalle, daß naturidentische ätherische Öle oft reiner sind als natürliche Öle.

Als Zentralproblem erwies sich immer wieder der Konservierungsstoff, mit dem kosmetische Produkte haltbar gemacht werden. Konservierungsstoffe müssen besonders sorgfältig ausgewählt werden, weil sie zwar Bakterien und andere Mikroben abtöten oder zumindest ihre Vermehrung verhindern sollen, aber die Haut nicht schädigen dürfen. Bei den Konservierungsstoffen haben wir uns also bei der Auswahl besonders viel Mühe gemacht.

Natürlich können Sie gänzlich auf Konservierungsmittel verzichten. Dann halten viele Ihrer Kosmetika zwar bestenfalls 8 Tage; das läßt sich aber bei den einfachen Herstellungsverfahren verschmerzen.

▶ SM, Seite 33 ff.

Sauna-Aufguß

Einige Tropfen ▶ ätherisches Öl in Wasser geben und vor dem Aufguß durchrühren, da Öl und Wasser sich ohne ▶ Emulgator nicht mischen. Emulgator würde auf den heißen Steinen unangenehm riechen. Besonders geeignet sind ▶ Pfefferminz-, ▶ Eukalyptus-, ▶ Latschenkiefer-, ▶ Thymian-, ▶ Rosmarin-, ▶ Kampferöl (auch in Mischungen). Nur wenige Tropfen verwenden, damit kein Brand entsteht.

▶ HT 10, Seite 132

Schachtelhalmextrakt

Auch Zinnkraut genannt, weil man damit Zinngeschirr säubern kann. Der Auszug aus den im Sommer gesammelten grünen Sprossen enthält einen hohen Anteil an ▶ Kieselsäure und ein Saponin, das hämolytisch wirkt. Es soll das Hautgewebe festigen, die Schweißbildung mindern. Außerdem wirkt es leicht blutstillend. Er wird für fettes Haar empfohlen.

▶ Pflanzenextrakt

▶ SM, Seite 141

Schafgarbe

▶ Pflanzenextrakte

Schaum

▶ Tensid

Schaumbad

Im Gegensatz zu ▶ Badeölen, die nicht schäumen, gibt es in der Hobbythekkosmetik auch Rezepte für Schaumbäder. Allerdings erzeugen sie nicht – wie die Produkte der Industrie – Berge von Schaum, weil dieser für die Waschkraft keine Bedeutung hat (▶ Tensid).

▶ CS, Seite 133 f.

Schibutter

(auch Sheabutter) wird als ▶ Konsistenzgeber verwendet. Ein Pflanzenfett, das aus der Nuß des Sheanußbaumes (*Butyrospermum Parkii Kot-*

schy) gewonnen wird. Er kommt in Zentralafrika vor, wo er hauptsächlich wild wächst. Der Schibutterbaum trägt pflaumenartig aussehende Nüsse; sie enthalten bis zu 50% Fettbestandteile. Dieses Fett wird von den Afrikanern teilweise als Nahrungsmittel, außerdem aber schon seit alter Zeit auch zur Körperpflege verwendet.

Schibutter ist für kosmetische Zwecke gut geeignet, weil sie einen besonders hohen (6% oder mehr) natürlichen Gehalt an ▶ Unverseifbarem hat. Sie besteht zu 75% aus Triterpen-Alkoholen – einer Art Harz. Sie kommen hier als sogenannte Zimtsäureester vor, die der Grund für die besondere Hautfreundlichkeit dieses Fettes sind. Sie heilen und desinfizieren zugleich.

Schibutter hat außerdem einen natürlichen Gehalt an ▶ Allantoin, ▶ Vitamin E und verschiedenen ▶ Karotinen wie z. B. das Provitamin

A₁. Trotz ihres Vitamin-E-Gehaltes kann Schibutter ▶ ranzig werden; deshalb gut verschlossen im Kühlschrank aufbewahren.
Schibutter ist wegen ihrer vielseitigen Eigenschaften also nicht nur ein Konsistenzregler, sondern zugleich ein ▶ Wirkstoff.
Eine Creme auf der Basis von Schibutter läßt sich besonders schnell und gleichmäßig auf der Haut verteilen.

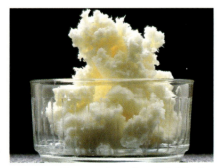

Ein mildes Fett aus einem Baum: Schibutter aus dem Schinußbaum.

Bei der Cremeherstellung kann Schibutter wie jedes andere Fett auch auf 70 °C erhitzt werden; ihr Schmelzbereich liegt zwischen 35 und 45 °C.
Schibutter ist vergleichsweise teuer. Es genügen aber schon 2 bis 4% in der Creme.

▶ CS, Seite 41 f.

Schlämmkreide

Eine besonders feine Qualität, die als ▶ Putzkörper für ▶ Zahnpasta geeignet ist.

▶ Calciumcarbonat

Schminken

ist eine jahrtausendealte Kunst. Sie dient bis heute nicht nur der Verschönerung, sondern auch – bei Naturvölkern vor allem – rituellen Zwecken.
Die *Ägypter* schmückten und schminkten sich schon vor rund 3000 Jahren, um gottähnlicher zu werden. Darum wurden auch die Schönheitsrezepte der Pharaonen als strenge Geheimnisse gehütet.
Viele Stoffe in Puder, Cremes und Färbemitteln waren bis ins 19. Jahrhundert hochgiftig. So schmückten sich die reichen Frauen – Nofretete ist das berühmteste überlieferte Beispiel – nicht nur mit Bleiweiß und Bleiglanz (▶ Blei). Sie bemalten sich

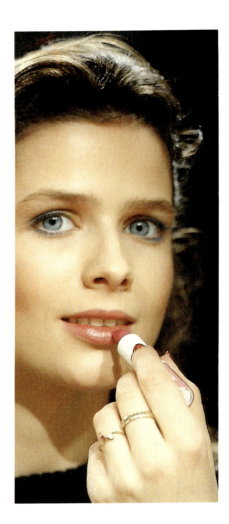

Lippen und Wangen mit einer fetthaltigen roten Paste aus Zinnober (▶ Quecksilber). Mit schwarzem Schwefelantimon oder gefettetem Ruß wurden die Augenbrauen nachgezogen und die Wimpern getuscht.

Selbst bläuliche und aus giftigem
▶ Grünspan bestehende Augenlider-
schminke hatte man bereits.
Übrigens schminkten sich nicht nur
die vornehmen Frauen am Hofe der
Pharaonen. Auch die Männer liebten
– im Gegensatz zu heute – eine
durchaus auffällige dekorative Kosmetik.
In unseren Breiten entwickelte sich
die Kunst des Schminkens sehr
spät. Die erste bekannte Schrift über
das Schminken im nördlichen Eu-
ropa stammt aus dem 14. Jahrhundert. Erst in der Renaissance also
wurde das Schminken zu einer Art
öffentlicher Angelegenheit, nachdem man im Mittelalter diese feine
Kunst als persönliches Geheimnis
gehütet hat.
Einen Höhepunkt erlebten die
Schönheitsmittel und vor allem die
Parfüms aber erst im galanten Zeit-
alter des *Rokoko*. Auch die Herren
konnten damals nicht davon lassen,
Puder, Cremes, Pomaden und Ge-
sichtswässerchen in großen Mengen zu verbrauchen.
Erst mit der Entwicklung der chemischen Industrie im 19. Jahrhundert
wurden Kosmetika auch außerhalb
der Höfe und der vornehmen Welt er-
schwinglich und damit Allgemein-
gut. Und sie wurden zugleich zu einem typischen weiblichen Hilfsmittel.
Frauenzeitschriften und Kosmetikindustrie haben inzwischen mit der jeweiligen Mode wechselnde Einheits-
typen hervorgebracht. Wir möchten

die Frauen ermuntern, auf das
Zwanghafte dieser modischen
Schönheitsideale nicht hereinzufal-
len, und die Männer, die Frauen in ihrer jeweiligen Eigenart zu akzeptie-
ren und die schönen Seiten dieser Eigenart zu entdecken.

▶ SM, Seite 10 ff.

Schminke, wischfeste

▶ Karnevals-Schminke

Schminkstift

▶ Abdeckstift
▶ Karnevals-Schmink-Stift
▶ Kajalstift, ▶ Lippenkonturenstift

Schuppen

Ursachen sind z.B. ▶ Seborrhöe
und ▶ Sebostase. Als Antischuppenmittel haben wir in der Hobbythek ▶ Pirocton-Olamin in Haarwasser (▶ SM, Seite 154), ▶ Haarkur
und Shampoo (▶ CS, Seite 150) eingesetzt.

Schwämmchen

Festes, deckendes ▶ Make-up läßt
sich gleichmäßig mit einem feuchten
Schwämmchen auftragen. Man
kann es auch zur Gesichtsreinigung
verwenden.

Schwarz

▶ Farbpigment.
▶ Index-Nr.: 77499
Anorganisches, mineralisches Pig-
ment, nicht wasserlöslich. Es be-
steht aus fast reinem ▶ Eisenoxid.
Als völlig unbedenklicher Lebensmit-
telfarbstoff zugelassen (E 172).
Anwendung: Für alle kosmetischen
Produkte, vor allem Make-up-Puder,
auch auf Lippen und Auge geeignet.

▶ SM, Seite 48 f.

Schwefel

(chemisches Symbol: S)
Der menschliche Körper enthält
durchschnittlich 175 g Schwefel.
Schwefelreich sind besonders
▶ Haare und Nägel, die viel ▶ Kera-
tin enthalten.
Schwefel wird zur Herstellung von
▶ Salben oder Schwefelpräparaten

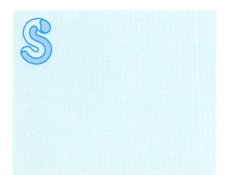

verwendet, die in Medizin und Kosmetik gegen Krätze, ▶ Akne, Hautkrankheiten oder bei Schuppen durch ▶ Seborrhöe eingesetzt werden.

Schwermetalle

Bezeichnung für die umfangreichste Gruppe der Metalle mit einer Dichte größer als 4,6. Dazu gehören ▶ Blei, Eisen, Kupfer, Zinn, Zink, Nickel, Chrom, ▶ Cadmium, Uran, ▶ Quecksilber, Gold, Platin, Silber.
Da viele Schwermetalle, wie Blei, Quecksilber, Cadmium in Staubform und besonders in Form ihrer löslichen Salze stark giftig sind, wird ihre Anreicherung in der Natur (in Böden, Gewässern, Luft, Pflanzen und Lebensmitteln) mit erhöhter Aufmerksamkeit beobachtet.
In der Kosmetik hat das Problem der Schwermetallanreicherung uns vor allem bei der Auswahl der ▶ Farbpigmente beschäftigt (▶ sanfte Kosmetik, ▶ Naturfarben). In früheren Zeiten wurden einige der giftigen Schwermetallverbindungen unwissentlich pur aufgetragen (▶ Schminken). Allerdings sind viele Schwermetalle lebensnotwendige Spurenelemente für den menschlichen Körper.

▶ SM, Seite 44

Seborrhöe

Damit bezeichnet man eine Überproduktion der Talgdrüsen. Dabei wird ständig zuviel Fett produziert und abgestoßen. Fast die Hälfte aller Menschen in Mitteleuropa leidet darunter. Bei diesem Hauttyp tritt Haarausfall häufiger auf als bei anderen Typen. Zwei Arten von Seborrhöe der Kopfhaut werden unterschieden:

Seborrhöe oleosa

bedeutet soviel wie „öliger Talg". Bei Überproduktion ist er der Grund für die typischen fettigen Haare. Schon wenige Stunden nach der Haarwäsche beginnen die Haare mehr oder weniger stark nachzufetten. Hat sich der ölige Talg erst einmal über das gesamte Haar verteilt, dann erhalten sie einen fettigen Glanz und lassen sich nicht mehr frisieren.
Solche Haare müssen sehr oft gewaschen werden, was aber bei aggressiven Haarwaschmitteln eher zu einer noch größeren Überproduktion von öligem Talg führen kann. Ein Teufelskreis, aus dem man nur mit einem speziellen Mittel einigermaßen herauskommt. ▶ Rezepte CS, Seite 150

Seborrhöe sicca

Auch hier wird vermehrt Talg produziert, der allerdings schon eintrocknet, wenn er von den Talgdrüsen an die Hautoberfläche abgegeben wird. Dadurch entstehen die hellen Talgschuppen, die zwischen den Haaren auf der Kopfhaut sitzen. Diese großen, fettigen Schuppen lassen sich von den trockenen Hautschuppen (▶ Sebostase) dadurch unterscheiden, daß sie sich leicht zwischen den Fingern zerreiben lassen.
Talgschuppen bilden auf der Kopfhaut oft einen regelrechten Belag. Der Haarschaft fettet nur am Ansatz stark nach, die Haarspitzen können trocken und spröde sein.
Auf diesen fetten Schuppen wachsen sehr leicht Pilze und Bakterien, die unter Umständen Entzündungen auf der Kopfhaut hervorrufen können. Wer an *Seborrhöe sicca* leidet, muß seine Haare besonders häufig pflegen, unter anderem mit bakteriziden und fungiziden Wirkstoffen, die die Bakterien und Pilze töten.
Wir empfehlen bei der Haarwäsche auch eine Kopfhautmassage, damit die Talgdrüsen schon während der Wäsche möglichst viel Talg aussto-

ßen und sich so weitgehend entleeren. Dadurch wird das Nachfetten der Haare verzögert.

▶ CS, Seite 146 ff.

Sebostase

Hier handelt es sich um eine Unterfunktion der Talgdrüsen. Die Kopfhaut ist trocken und damit auch das gesamte Haar. Dadurch lösen sich häufig trockene, kleine Hornschuppen von der Kopfhaut ab.
Trockenes Haar glänzt wenig und macht insgesamt einen spröden Eindruck. Regelmäßige intensive ▶ Haarkuren zum Nachfetten sind also besonders wichtig und hilfreich. Zum Waschen sollten Sie nur mildeste Substanzen verwenden (Rezepte ▶ CS, Seite 147 ff.).
Vermeiden Sie auf jeden Fall alkoholhaltiges Haarwasser; denn es entfettet die Kopfhaut zusätzlich.

▶ CS, Seite 146 ff.

Seife

Fetthaltiger Schmutz läßt sich mit reinem Wasser nicht lösen. Man muß deshalb eine Brücke zwischen Fett/Öl und Wasser bauen. Als eine solche Brückensubstanz wird seit alters her Seife benutzt. Allerdings sind in neuester Zeit Substanzen hinzugekommen, die man ▶ Tenside (Entspannungsmittel) nennt, die aber im Prinzip genauso wirken wie die klassischen Seifen. Ebenso wie die ▶ Emulgatoren haben auch Seifen und Tenside einen ölliebenden und einen wasserliebenden Teil. Der ölliebende Teil verankert sich im Öl oder Fett, der wasserliebende im Wasser. Auf diese Weise kommen Öl/Wasser-Emulsionen oder Wasser/Öl-Emulsionen zustande (▶ Emulsionen).
Zur Entfernung von Schmutz braucht man ein Mittel, das ähnlich wirkt wie ein Öl-in-Wasser-Emulgator. Es kommt darauf an, daß das Waschmittel in den ölhaltigen Schmutz eindringt, was man durch Waschbewegungen unterstützen kann.
Im klassischen Sinne sind Seifen Salze von ▶ Fettsäuren, also organischen Verbindungen, mit Metallen wie Natrium bzw. Kalium
Gibt man diese Salze in Wasser, lösen sie sich auf, und es entsteht ein Fettsäurerest, der negativ geladen ist, und ein positiv geladenes Metallion, z. B. ein Na^+-Ion. Die oben beschriebene Emulgatorwirkung hat nun der negativ geladene Fettsäurerest. Sein negativ geladenes Kopfende bildet den wasserliebenden Teil, der Rest den fettliebenden Teil.

▶ Tensid, ▶ Unverseifbares

▶ CS, Seite 99 ff.

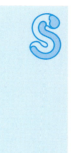

Selbstbräunende Creme/Körpermilch

▶ Bräunungsmittel

Sesamöl

ist nicht sehr stabil gegen ▶ Ranzigwerden. In Indien wird es zur Herstellung von ▶ Duftölen aus Blüten verwendet. Es eignet sich aber auch gut als Zusatz zum ▶ Badeöl und für unsere Kosmetikcremes. Sesamöl ist besonders gut hautverträglich. Anteil des ▶ Unverseifbaren 1 bis 1,8%. Wirkt als leichter UV-Filter.

▶ Öle, pflanzliche

▶ CS, Seite 34

Shampoo

▶ Haarwaschmittel,
▶ Trockenshampoo

Sheabutter

▶ Schibutter

SoFiO

▶ UV-Filter (Abkürzung von **S**onnen**f**ilter **o**ellöslich). Die Code-Nr.: UV 112 (▶ Blaue Liste) finden Sie neuerdings auf ▶ Sonnenschutzmitteln der Industrie, wenn sie diesen Filter enthalten. Er hat die chemische Bezeichnung 3-(4-Methylbenzyliden)campher. In der ▶ Kosmetikverordnung ist er zugelassen in der Anlage B Nr. 25, zulässige Höchstkonzentration 6 %. Damit läßt sich ein ziemlich hoher ▶ Sonnenschutzfaktor erzielen, besonders in der ▶ Wasser-in-Öl-Emulsion, was längere ▶ Bräunungszeiten ergibt. SoFiO ist als Pulver erhältlich und wird in Öl durch leichtes Erwärmen aufgelöst. Im Urlaub kann man die Flasche mit Pflanzenöl und SoFiO zur Erwärmung in ein schwarzes Tuch wickeln und in die Sonne stellen.

SoFiO ist für heißangerührte und kaltangerührte Emulsion geeignet. Mit ▶ SoFiW kombiniert ergibt es einen hohen Sonnenschutzfaktor. SoFiO ist nicht konserviert.

SoFiO Super

Der derzeit wirksamste, modernste und mildeste Sonnenschutzfilter. Mit ihm kann man bei geringeren Einsatzmengen bis zu 20 SF erreichen. Ist zur Zeit noch nicht im Handel. Wir werden dafür sorgen, daß er auch für Hobbythekkosmetik zugänglich wird. Code-Nr. UV 901.

▶ SoFiW, ▶ Parsol MCX

▶ SM, Seite 117 f.

SoFiW

UV-Filter, unsere Abkürzung für Sonnenfilter wasserlöslich. Die chemische Bezeichnung lautet Tris(hydroxymethyl)aminomethansalz der 2-Phenylbenzimidazol-5-sulfonsäure etwa 72 %ig in wäßriger Lösung. Der Wirkstoff ist nach der ▶ Kosmetikverordnung in Teil A, Nr. 6 bis zu einer Höchstmenge vom 8% zugelassen. Weil SoFiW aber nur die Hälfte dieses Wirkstoffes enthält, kann man davon doppelt so viel, also bis zu 16% einsetzen. Konserviert ist es mit 0,1 % ▶ PHB-Estern. SoFiW dringt nicht in die Haut ein. Es hat die Code-Nr. UV 854.

Diese wasserlösliche Substanz hat die Vorteile, unsere ▶ Sonnenschutzmilch und -creme noch wirksamer zu machen. Man kann Filtersubstanzen sowohl in die ▶ Wasserphase wie in die ▶ Fettphase geben (SoFiW in Wasser, SoFiO in Fett). Dadurch erreichen wir höhere Sonnenschutzfaktoren und gleichmäßigeren Schutz sowie längere ▶ Bräunungszeiten. Zum anderen können wir Ihnen öl- bzw. fett- und emulgatorfreie Sonnenschutzgele sowohl für die Haut als auch für die Haare anbieten; denn auch die Haare brauchen einen Sonnenschutz.

▶ Parsol MCX, ▶ SoFiO, ▶ SoFiO Super

▶ SM, Seite 117 ff.

Sojaöl

enthält – wie ▶ Weizenkeimöl – ▶ Lecithin, ▶ Vitamin E und relativ viel ▶ Unverseifbares, obwohl dem handelsüblichen Öl das meiste davon entzogen wird. Durch die dunkle Farbe wird auch die Creme immer ganz leicht beigefarben getönt sein.

▶ Öle, pflanzliche

▶ CS, Seite 35

Sonnenbaden

Rassen mit unterschiedlichen Hautfarben haben sich in Jahrmillionen entwickelt und auch ihre mehr oder weniger große Empfindlichkeit für die Sonne erworben. Der Mensch der nördlichen Breiten braucht auch deshalb die weiße Haut (mit größerer Durchlässigkeit für die Sonnenstrahlung), um mit weniger Sonne genügend Vitamin D aufbauen zu können. Betroffen von den Reaktionen auf die Sonne ist vor allem die Oberhaut und die Grenzschicht zwischen Oberhaut und Lederhaut (▶ Haut). Darin befinden sich die von der Natur vorgegebenen Hilfsmittel, mit denen die Haut auf zuviel Sonnenlicht reagiert.

Den wichtigsten Schutz bieten die ▶ Pigmente, Farbkörner, die den Farbstoff *Melanin* enthalten. Es wird in kleinen spezialisierten Zellen gebildet, in den *Melanozyten*. Die Produktion des Melanin wird durch das Sonnenlicht ausgelöst; allerdings erst im Laufe von Tagen und Wochen. Es bewirkt die eigentliche Bräunung. Durch sie wird die Haut weniger durchlässig für die Sonnenstrahlen.

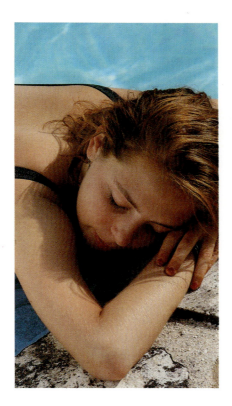

Bei uns Hellhäutigen setzt dieser Schutz allerdings erst relativ spät ein; denn es dauert einige Zeit, bis der Farbstoff sich bildet. Deshalb behilft sich die Haut zunächst anders.

Sie baut einerseits relativ schnell eine *„Lichtschwiele"* auf, indem sie die Oberhaut verdickt. Das ist die Hornschicht, die Sie ein paar Tage später im Badewasser abrubbeln können. Auch die Lichtschwiele bräunt in gewisser Weise. Wenn sie sich allerdings zu schnell bildet, dann ist die Bräune nicht sehr dauerhaft, weil die Lichtschwiele einen derart hohen natürlichen ▶ Sonnenschutzfaktor aufbaut, daß die Haut das nachhaltiger bräunende Melanin gar nicht mehr zu bilden braucht. Dieser natürliche Lichtschutzfaktor über die Schwiele kann Werte von 6 bis 10 annehmen – mehr als eine starke ▶ Sonnenschutzcreme.

Ärzte warnen vor unkontrollierter, massiver Sonnenbestrahlung der Haut. ▶ Sonnenbrand und schnelleres Altern der Haut, Runzeln und Faltenbildung sind da noch die harmlosesten Folgen. Zuviel Sonne kann auch Hautkrebs auslösen; dies gilt inzwischen als erwiesen.

Auch wenn Sie sich an die Sonne schon gewöhnt haben, sollten Sie sich mit Sonnenschutzmitteln einreiben. Unsere Filter lassen die bräunenden UV-A-Strahlen durch und dämpfen nur die gefährlichen UV-B-Strahlen. Die Bräunung wird dadurch nachhaltiger.

- ▶ Bräunungszeiten,
- ▶ Sonnenbrand,
- ▶ Sonnenschutz(faktor),
- ▶ Sonnenschutz-Creme/-Milch,
- ▶ UV-Strahlung

▶ CS, Seite 76 ff.
▶ SM, Seite 116 ff.

Sonnenblumenöl

enthält ▶ Lecithin und ist trotz seines günstigen Preises hervorragend für Cremes geeignet. Es gibt kaltgepreßtes und durch Raffination gewonnenes Sonnenblumenöl. Ersteres hat wesentlich mehr ▶ Vitamine und ungesättigte ▶ Fettsäuren.

▶ Öle, pflanzliche

▶ CS, Seite 35

Sonnenbrand

Ärzte warnen vor unkontrollierter, massiver Sonnenbestrahlung der Haut. Sonnenbrand und schnelleres Altern der Haut, Runzeln und Faltenbildung sind noch die harmlosesten Folgen. Zuviel Sonne kann auch Hautkrebs auslösen; dies gilt inzwischen als erwiesen. Seit in den letzten Jahrzehnten die jährliche Urlaubsflut in den Süden strömt, wird eine höhere Erkrankungsrate festgestellt. Man vermutet, daß hier die Sonne mitverantwortlich ist, aber auch die vielen künstlichen Sonnen in den Solarstudios.
Was bei diesen künstlichen Strahlen so gefährlich sein könnte – so jedenfalls die Vermutung vieler Ärzte –, ist die permanente Bestrahlung über das ganze Jahr hinweg. Früher hatte die Haut wenigstens einen Winter lang Zeit zur Regeneration.

Die Risiken starker Sonnenbestrahlung sind am größten bei extrem hellhäutigen Menschen. Das sind in der Regel die Blonden und Rothaarigen. (Über die physiologischen Abläufe beim Sonnenbrand ▶ Sonnenbaden.)

- ▶ After-Sun-Creme/-Milch,
- ▶ After-Sun-Öl, ▶ Bräunungszeiten,
- ▶ UV-Filter, ▶ Sonnenbaden,
- ▶ Sonnenschutzcreme/-Milch,
- ▶ Sonnenschutzgel

Sonnenfilter

▶ Parsol MCX, ▶ SoFiO, ▶ SoFiO Super, ▶ SoFiW, ▶ UV-Filter

Sonnenschutz-Creme/-Milch

Zwischen einer Creme bzw. Körpermilch und einem Sonnenschutzmittel besteht kein grundlegender Unterschied bis auf die Tatsache, daß in letzterem ein ▶ UV-Filter enthalten ist, der vor allem die ▶ UV-B-Strahlen mehr oder weniger zurückhält. Die Chemie hat eine Menge solcher UV-Filter entwickelt, die ganz erstaunliche Fähigkeiten besitzen (▶ Parsol MCX, ▶ SoFiO, ▶ SoFiW). Sie können zum Beispiel einen ganz schmalen Bereich aus der gesamten UV-Strahlung herausfiltern. Sie schützen dann etwa vor UV-C- und

UV-B-Strahlen; die bräunenden UV-A-Strahlen werden jedoch hindurchgelassen. Durch solche modernen Mittel wird nicht nur vor Sonnenbrand weitgehend geschützt; der Bräunungseffekt ist sogar noch größer als ohne diesen Sonnenschutz.

▶ After-Sun-Creme/-Milch,
▶ Aftersun-Öl, ▶ Bräunungszeiten,
▶ Sonnenbrand, ▶ UV-Strahlung,

▶ CS, Seite 78 ff.
▶ SM, Seite 116 ff.

Sonnenschutzfaktor

(Abkürzung: SF.) Durch ihn wird die Wirksamkeit der ▶ UV-Filter in einer Creme/Milch oder Gel ausgedrückt. SF 2 bedeutet, daß man doppelt so lange in der Sonne bleiben kann wie ohne Sonnenschutz; SF 4 bedeutet 4fach verlängerte Zeit zum Sonnen usw.
Der Sonnenschutzfaktor stimmt völlig überein mit der offiziellen Bezeichnung Lichtschutzfaktor. Seit 1985 ist die DIN-Meßmethode festgelegt. Amerikanische Produkte geben einen doppelt so hohen Lichtschutzfaktor an, weil sie nach einer anderen Methode gemessen werden, d. h., der wirkliche Schutz ist längst nicht so hoch, wie die Faktorangabe vermuten läßt.

▶ Bräunungszeiten,
▶ Sonnenschutz-Creme/-Milch

Sonnenschutzgel

Ein Sonnenschutzmittel völlig ohne Fett, ein ▶ Gel mit einem wasserlöslichen ▶ UV-Filter (▶ SoFiW).
Man kann es nicht nur auf der Haut, sondern auch fürs Haar verwenden. Als Hautschutz eignet es sich für alle, die ihre Haut beim Sonnenbaden nicht fetten wollen oder müssen. Es gibt aber auch Menschen, die ▶ Emulgatoren oder ▶ Öle nicht vertragen und die deshalb mit einem Gel auf wäßriger Basis besser zurechtkommen.
Außerdem schützt es – in die Haare eingerieben – diese vor zu starkem Austrocknen und Ausbleichen in der Sonne. Letzteres ist besonders wichtig für Menschen mit gefärbten oder getönten Haaren. Allerdings wirkt unser Sonnenschutzgel wie ein Haarfestiger. Er läßt sich jedoch nach dem Sonnenbaden sehr leicht und auch ohne Shampoo aus dem Haar wieder herauswaschen.

▶ SM, Seite 121

Sonnenschutzmittel

sind Präparate, in denen die Filtersubstanzen (▶ UV-Filter) eingearbeitet sind: in ▶ Cremes, ▶ Körpermilch, ▶ Gel, ▶ Lippenstift, ▶ Lippenpflegestift, und die dann durch die Verteilung auf der Haut ▶ UV-Strahlung aus dem Sonnenlicht filtern. UV-Filter enthaltende Produkte sind: ▶ Sonnenschutz-Creme/-Milch, ▶ Sonnenschutz-Gel.

▶ Bräunungszeiten,
▶ Parsol MCX, ▶ SoFiO, ▶ SoFiW,

Sorbit

Feuchthaltende und dadurch weichmachende Substanz. In reiner Form bildet Sorbit feine weiße Kristalle. Er findet Verwendung als Zuckeraustauschstoff für Diabetiker, aber auch als Weichmacher in Süßwaren. Er ist also völlig ungiftig.

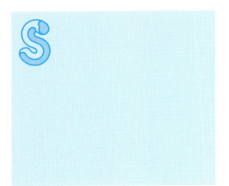

Sorbit entwickelt in der Kosmetik ähnliche Eigenschaften wie ▶ Glyzerin. Deshalb kann er in der ▶ Karnevalsschminke statt des Glyzerins eingesetzt werden. Auch für ▶ Wimperntusche und den ▶ Eyeliner haben wir Sorbit mit Erfolg verwendet. Sorbit löst sich leicht in kaltem Wasser.
▶ Zuckeralkohol

▶ SM, Seite 67

Speisefarbe

▶ Lebensmittelfarbstoff

Spray

Durch ▶ Zerstäuber oder ▶ Spraydosen erzeugte Flüssigkeitsnebel.

▶ Farb-Haarspray, ▶ Fön-Festiger, ▶ Haarfestiger, ▶ Haarspray

Spraydose

Die meisten Spraydosen im Handel enthalten als Treibgas gefährliche ▶ Fluor-Chlor-Kohlenwasserstoffe, die die lebenswichtige Ozonschicht der Atmosphäre zerstören.
Wir empfehlen Dosen ohne Treibgas, die den herkömmlichen schädlichen Systemen fast ebenbürtig sind.

Spraydose einfach

Sehr preiswerte, nachfüllbare Spraydose, die mit ein paar Pumpbewegungen leicht unter Druck gesetzt werden kann. Der Deckel ist zugleich der Pumpstößel. Ein Rückstoßventil verhindert, daß die in die Dose gepumpte Luft wieder entweichen kann. Ein Überdruckventil sorgt für Sicherheit.
Für stark festigendes ▶ Haarspray ist sie allerdings nicht zu empfehlen, da der Nebel nicht fein genug ist.

Luxus-Spraydose

Etwas teurere, nachfüllbare Dose, deren Sprühnebel feiner und gleichmäßiger ist. Auch für sehr stark festigendes Haarspray geeignet.
Diese Dose ist stabiler, und außerdem befindet sich der Pumpmechanismus am Boden. Er ist so leistungsfähig, daß ein Druck bis zu 8 atü (Bar Überdruck) aufgebaut werden kann.

▶ Zerstäuber

▶ SM, Seite 143 f.

Sprühgetrocknete Extrakte

Sie können rein sein oder einen Trägerstoff haben, z. B. aus Eiweiß, Milchzucker oder modifizierter Stärke (Maltodextrin), die meistens verwendet wird. Wichtig ist deshalb, daß man beim Kauf auf die Konzentration achtet, mehr als 50% Trägerstoff sollte der sprühgetrocknete ▶ Pflanzenextrakt oder das Fruchtpulver nicht haben. Solche wasser-

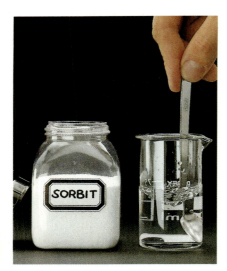

Sorbit löst sich leicht in kaltem Wasser.

löslichen Extrakte werden im Lebensmittelbereich, in der Pharmazie und bei Kosmetika eingesetzt. Wir empfehlen sie für selbstgemachte Kosmetika überall da, wo Pflanzenextrakte gewünscht werden, z.B. in ▶ Creme, ▶ Gesichtswasser, ▶ After shave, ▶ Haarwasser oder ▶ Haarfestiger.

Vorteil der sprühgetrockneten Pflanzenextrakte ist, daß sie keine Konservierungsmittel enthalten, man kann sie auch als Tee trinken. Ein Nachteil ist, daß diese Extrakte schnell Feuchtigkeit von außen aufnehmen und dann verklumpen können. Deshalb stets gut verschlossen und trocken aufbewahren.

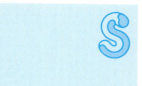

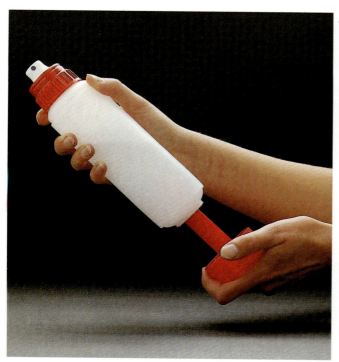

So wird die Spraydose unter Druck gesetzt. Unten befindet sich ein rundes Ventil, das das Pumpen erleichtert.

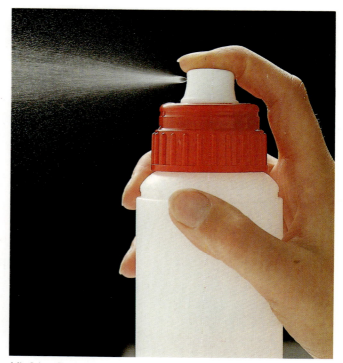

Mit 8 bar Druck, der lange hält, sprüht die Luxusspraydose wie eine herkömmliche Spraydose.

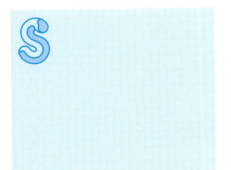

Sprühtrocknung

Dazu braucht man große Sprühtürme, in die gleichzeitig das flüssige Trocknungsgut eingesprüht und die heiße Luft eingeblasen werden. Der Luftstrom kann eine Temperatur von 120–170 °C haben, das eigentliche Trocknungsgut – der Pflanzensaft z. B. – wird aber nicht heißer als 70–90 °C. Um kleine Tropfen zu trocknen, braucht man nur Bruchteile von Sekunden. Die getrockneten Teilchen sinken zu Boden und verlassen somit den heißen Luftstrom, der gleichzeitig auch das verdampfte Wasser wegtransportiert.
Im Vakuum dagegen kann bei Temperaturen unter 40 °C getrocknet werden (Vakuumtrocknung). Gefriertrocknung ist ebenfalls eine gebräuchliche Methode, dabei wird die zu trocknende Substanz im gefrorenen Zustand und im Vakuum entwässert. Bei der Sprühtrocknung kann auch ein Trägerstoff eingesetzt werden, falls sich der Pflanzensaft alleine nicht trocknen läßt.

▶ Pflanzenextrakte
▶ sprühgetrocknete Extrakte

Spülung (des Haares)

▶ Cremespülung, ▶ Haarkur

Stabilisator

Als Stabilisator für ▶ Cremes, ▶ Make-ups oder auch die wischfeste ▶ Karnevalsschminke setzen wir den ▶ Gelbildner ▶ PN 73 ein, teilweise auch das natürliche ▶ Xanthan. Er bewirkt Stabilität selbst bei größter Sommerhitze und verhindert das Absetzen der Pigmente im Make-up und der Karnevalsschminke mit normalen ▶ Farbpigmenten.

▶ SM, Seite 115 ff.

Standardmengen

In einigen Rezepten werden von bestimmten Substanzen äußerst kleine Mengen gebraucht, bei denen man nur mit Tropfen und anderen kleinen Unterteilungen arbeiten kann.
Da die Anschaffung einer Waage, die auf 1, $1/10$ g oder $1/100$ g genau wiegt, nur zur Herstellung von Kosmetika zu kostspielig ist, haben wir nach einem Ausweg gesucht. Dieser ist ein ▶ Meßlöffel mit 2,5 ml Inhalt. Dazu haben wir eine Liste von Substanzen ausgearbeitet, die Sie damit dosieren können.

1 Meßl. norm. Farbpigment	= 1 g
1 Meßl. Perlglanzpigment	= 1 g
1 Meßl. Titandioxid	= 1,5 g
1 Meßl. Lamecreme	= 1,5 g
1 Meßl. Tegomuls	= 1,3 g
1 Meßl. Gummi arabicum	= 1 g
1 Meßl. Gelbildner PN 73	= 0,5 g
1 Meßl. Carnaubawachs (Schuppen)	= ca. 1 g
1 Meßl. Öl (Rizinus o. ä.)	= 2,3 g
1 Meßl. Mulsifan	= 2 g
35 Tr. Mulsifan	= 1 g
1 Meßl. Holan	= 2,6 g
28 Tr. Holan	= 1 g
1 Meßl. Propolis (granuliert)	= 1,4 g
1 Meßl. D-Panthenol (50%)	= 2,8 g
10 Tr. D-Panthenol (59%)	= 0,5 g
1 Meßl. alpha-Bisabolol	= 2,25 g
10 Tr. alpha-Bisabolol	= 0,3 g
10 Tr. Vitamin E	= 0,4 g
1 Tr. „Antiranz" (1:10)	= 0,035 g
1 Meßl. Glyzerin	= 3,35 g
1 Meßl. Sorbit	= 1 g
1 Meßl. Talkum	= 1,3 g
1 Meßl. Kartoffelstärke	= 2 g
1 Meßl. Maisstärke	= 1,1 g
1 Meßl. Reisstärke	= 1 g
1 Meßl. Magnesiumstearat	= 0,4 g
1 Meßl. Kieselsäure	= 0,2 g
1 Meßl. Parsol MXC	= 2,3 g
1 Meßl. SoFiO	= 1,2 g
1 Meßl. SoFiW	= 3,5 g
1 Meßl. DHA	= 1,05 g

▶ SM, Seite 74

Stearinsäure

Gesättigte ▶ Fettsäure (festes Fett)

Sterilisation

Beseitigung aller Krankheitserreger (Bakterien, Viren...) und aller nicht krankheitserregenden Mikroorganismen (Kleinstlebewesen). Das ist mit verschiedenen physikalischen Verfahren möglich. Wichtige Methoden sind die Heißluftsterilisation und die Überdrucksterilisation. Beim ersten Verfahren wird in Apparaten mit trockener Hitze von 180 °C gearbeitet, wobei die Abtötungszeit der Keime 30 Minuten dauert. Beim zweiten Verfahren wird mit feuchter Hitze und erhöhtem Druck gearbeitet. Bei einem Druck von 2 atü und einer Temperatur von 134 °C z.B. dauert die Keimabtötung 5 Minuten.

▶ Desinfektion

Strukturschäden (des Haares)

entstehen durch ▶ Blondieren, ▶ Dauerwelle. Sie können weder durch ▶ Haarkuren noch ▶ Cremespülungen „repariert", sondern nur etwas ausgeglichen werden. Erst das nachwachsende Haar ist wieder ganz ungeschädigt.

▶ Haar, ▶ Haarschäden

Styling-Gel

▶ Haargel mit einer ▶ Haarfestigersubstanz.
Das Haargel, das allgemein am meisten Verwendung findet. Es dient zum Formen vor allem der trockenen Haare. Es wird am Ansatz der Haare, in den Spitzen oder am ganzen Haar eingesetzt.

▶ SM, Seite 151

Substantivität (der Haare)

Wirkung von Fülle und Dicke. Sie kann positiv beeinflußt werden durch sog. ▶ Filmbildner (▶ Quat), die vor allem strukturgeschädigte Haare glätten, glänzender erscheinen lassen und besser frisierbar machen. Quats können in ▶ Haarwaschmittel gemischt werden.

▶ CS, Seite 147 f.

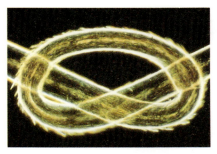

Beschädigten Haaren stehen die Schuppen ab und machen das Haar stumpf.

Sulfat

Ein Sulfat ist ein Salz der Schwefelsäure (H_2SO_4). Dabei verbindet sich der Säurerest SO_4^{2-} mit Kationen, mit positiv geladenen Teilchen; z.B. mit Natriumionen: Na^+ ergibt sich dann Na_2SO_4, Natriumsulfat. Salze der Schwefelsäure von organischen Substanzen werden als ▶ Tenside verwendet.

▶ Äthersulfat, ▶ Laurylsulfat

Synthetische Haartönungsfarben

▶ Haartönungsfarben, künstliche

Synthetische Stoffe

▶ sanfte Kosmetik

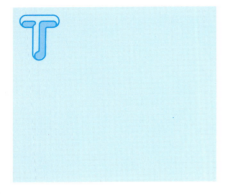

Tagescreme

▶ Getönte Tagescreme,
▶ Nachtcreme, ▶ Tegomuls 90 S

Talg

(Hauttalg). Das zähflüssige Hautfett, das unter hormonaler Steuerung aus Talgdrüsenzellen entsteht.

▶ Haar, ▶ Haut, ▶ Hauttypen,
▶ Hydrolipidmantel, ▶ Seborrhöe,
▶ Sebostase

Talgdrüsen

▶ Haut, ▶ Seborrhöe, ▶ Sebostase

Talkum

Pudergrundstoff. Ein gemahlenes Mineral (Speckstein). Durch sein natürliches Vorkommen kann es unerwünschte Verunreinigungen aufweisen. Deshalb verwenden wir nur völlig reine Qualitäten, die speziell für kosmetische und pharmazeutische Zwecke produziert werden.
Talkum ist der am meisten verwendete Pudergrundstoff. Manche Baby- oder Körperpuder bestehen fast nur daraus. Talkum gibt dem Puder eine gute Gleitfähigkeit und ist außerdem weich.

▶ Kartoffelstärke, ▶ Kieselsäure,
▶ Magnesiumstearat,
▶ Maisstärke, ▶ Puder

▶ SM, Seite 68

Tegobetain L7

▶ Betain

Tegomuls 90 S

Dieser ▶ Emulgator wird aus der Stearinsäure gewonnen, die beispielsweise im Rindertalg enthalten ist. Er ist vorwiegend ein Monoglyzerid und bisher vielfältig in der Lebensmittelindustrie verwendet worden (Lebensmittelrezepte der Hobbythek ▶ CS, Seite 92 ff.)

Tegomuls ist ein grobes Pulver und schmilzt bei 50 bis 55 °C. Es mischt sich vollkommen mit heißem Öl und Fett, was wichtig für die ▶ Fettphase ist, und es erzeugt eine ▶ O/W-Emulsion. Tegomuls ist besonders gut für Tagescreme geeignet, weil es einen eher matten Glanz auf der Haut erzeugt. Auch für die Lotion und Milch bei höherem Wasseranteil hervorragende Eigenschaften.

▶ CS, Seite 33, 62 ff.

Tensid

Tensid ist der Oberbegriff für alles, womit man waschen kann – seien es nun ▶ Seifen im klassischen Sinne oder künstliche Seifen, die auch *Syndets* oder *synthetische Tenside* genannt werden.
In dem Wort Tensid steckt die Bedeutung Spannung. Man hat es deshalb gewählt, weil alle Waschsubstanzen das Wasser entspannen, also die Oberflächenspannung vermindern, wodurch sich Schaum oder Seifenblasen bilden. Die Atome ordnen sich an der Flüssigkeitsoberfläche so an, daß sich hauchdünne Filme zu geschlossenen Gebilden formen, die Sie als Seifenblasen kennen.
Weil dies so ist, meinen viele Menschen, daß Schaum und Reinigungskraft eines Waschmittels oder einer Seife eng miteinander zu tun haben.

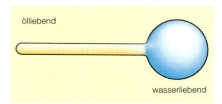

Wie die Emulgatoren, haben auch die Tenside einen wasserliebenden und einen ölliebenden Teil.

Daß dies eine Fehleinschätzung ist, sieht man schon daran, daß die Industrie den Waschmitteln für Waschmaschinen Schaumbremser zufügt. In der Maschine ist der Schaum nämlich eine unerwünschte Begleiterscheinung.
Die Waschkraft von Tensiden geht auf folgende Zusammenhänge zurück:

Zur Entfernung von Schmutz braucht man ein Mittel, das ähnlich wirkt wie ein Öl-in-Wasser-Emulgator (▶ Emulgator); denn meist ist die Wassermenge unverhältnismäßig viel größer als der Schmutz, der ausgewaschen werden soll. Es kommt darauf an, daß das Waschmittel in den ölhaltigen Schmutz eindringt, was man durch Waschbewegungen unterstützen kann.
Durch sie wird der Schmutz gelöst, und er kann anschließend durch die wasserliebenden Bestandteile des Waschmittels im Wasser in der Schwebe gehalten und abtransportiert werden.
Bei den Tensiden unterscheidet man vor allem *anionische, kationische* und *amphotere* Tenside. Die Einteilung beruht darauf, welche geladenen Teilchen (Ionen) das jeweilige Tensid in wäßriger Lösung bildet.
Anionische Tenside bilden Anionen (negativ geladene Teilchen). Zu dieser Gruppe gehören die klassischen Seifen und die meisten Tenside, die in Industrieprodukten enthalten sind (▶ Laurylsulfat, ▶ Äthersulfat). Sie sind unter anderem auch dadurch aggressiv, weil durch das abgespaltene Metallkation (Natrium- oder Kaliumion) eine alkalische Lösung (▶ pH-Wert: 8–9) entsteht.
Amphotere Tenside bilden in wäßriger Lösung Zwitterionen, d.h., daß sie nicht in ein Anion und ein Kation (positiv geladenes Teilchen) zerfallen, sondern innerhalb des Moleküls ein positives und ein negatives Zentrum ausbilden. Sie reagieren also im Wasser neutral. Neben ihren ausgesprochen milden Eigenschaften für die ▶ Haut, werden ihnen hervorragende waschtechnische Eigenschaften zugeschrieben. In Industrie-

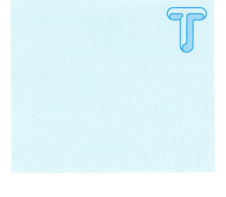

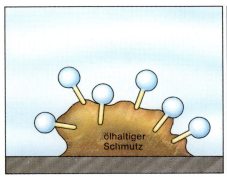
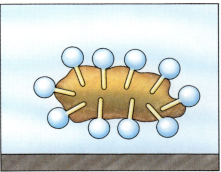

So beseitigen Tenside ölhaltigen Schmutz:
Links: Die Moleküle des Waschmittels dringen in den ölhaltigen Schmutz ein;
Rechts: und sie transportieren ihn – gewissermaßen abgehoben durch ihre wasserliebenden Köpfe – im Wasser fort.

Tensid		Eigenschaften	Bewertung
Substanz	Handelsname		
Laurylsulfat		Sulfat mit nur 12 C-Atomen (= aggressiv). Durch Kochsalzzugabe verdickbar. In den meisten Wasch- und Spülmitteln der Industrie. Niedriger Preis. Anionisches Tensid.	Von uns nicht verwendet, da nicht mild genug!
Äthersulfat		Sulfat mit längerer C-Atom-Kette als Laurylsulfat. Durch Betain (vgl. dort) abmilderbar. In den meisten Industrieprodukten enthalten. Durch Kochsalz verdickbar. Niedriger Preis. Anionisches Tensid.	Für sich allein nicht mild genug. Akzeptabel in Mischung wie Zetesol 856 T.
Äthersulfat + Betain (ca. 5%)	Zetesol 856 T	Mischung aus Äthersulfat und Betain (vgl. dort). Relativ niedriger Preis. Ausreichend mild. 56% WAS-Konzentration; daher stark verdünnbar.	Von uns in verschiedenen Waschemulsionen verwendet, bei denen es nicht auf extreme Milde ankommt.
Eiweißfett-säure-kondensat	Lamepon S	Seifensubstanz aus Kollagen (deshalb hautverwandt). pH-Wert aus 7 (neutral bis leicht sauer). Sehr mild bei guter Waschkraft. 30% WAS-Konzentration. Anionisches Tensid.	Ein Tensid der „Luxusklasse". Überaus hautfreundlich.
Glycinderivat	Rewoteric AM 2C/NM	Sog. amphoteres Tensid. Extrem mild. Gute Verteilung auf Haut und Haar (Haare laden sich elektrisch nicht auf). 30% WAS-Konzentration.	Gleichwertig Lamepon S. Ideal für Kindershampoo „ohne Tränen", Babyseifen usw.
Betain	Tegobetain L 7	Verwandt einem natürlichen Stoff in der Zuckerrübe. Völlig ungiftig, 30% WAS-Konzentration. Amphoteres Tensid.	Sehr mild und hautfreundlich. Besonders geeignet für Kindershampoos „ohne Tränen".
Verdickungsmittel		**Eigenschaften**	**Bewertung**
Substanz	Handelsname		
	Rewoderm Li 420	Geruchlos. Auch in größeren Mengen zusetzbar. Nicht rückfettend. 70% WAS-Konzentration (erhöht also die Gesamt-WAS).	Sehr gut geeignetes Mittel ohne schädliche Nebenwirkungen.
Zusatzmittel			
	Nutrilan	Eiweißhydrolysat (aus Kollagen). Bildet *schützenden Film* auf Haut und Haar, gibt Substantivität.	Hautfreundlich, da hautverwandt durch Kollagenbasis.
Quats	Haarquat	*Verhindert elektrische Aufladung* der Haare nach Waschen, gibt Substantivität. Kationisches Tensid.	Mildes Mittel ohne schädliche Nebenwirkungen.

produkten werden sie allerdings nur selten eingesetzt, da ihnen die billigen anionischen Waschsubstanzen vorgezogen werden. Zu den amphoteren Tensiden gehören ▶ Betain und ▶ Rewoteric AM 2C/NM.
Die kationischen Tenside haben praktisch keine Bedeutung für den Reinigungsvorgang, sondern werden zur Erzielung spezieller Effekte eingesetzt. Da sie Kationen in wäßriger Lösung bilden, während die Haut- und Haar- bzw. Textiloberfläche sich negativ auflädt (z. B. ▶ „Fliegende Haare"), werden sie von diesen Oberflächen angezogen und können sich dort anlagern. Durch Textilweichspüler, die kationische Substanzen enthalten, erzielt man z.B., daß die Textilfasern durch die angelagerten Teilchen griffiger und geschmeidiger werden.
Bei unseren selbstgemachten kosmetischen Produkten haben wir den Effekt der kationischen Substanzen besonders bei ▶ Haarwaschmitteln, ▶ Haarkuren und ▶ Cremespülungen ausgenutzt. Sie enthalten als kationenaktive Anteile ▶ Quats.

▶ CS, Seite 109 ff.
▶ SM, Seite 145

Theater-Schminke

▶ Karnevals-Schminke, wischfest

Thermometer

Ganz bestimmte Stoffe sollte man nicht, andere darf man nicht über eine gewisse Temperatur erhitzen, daher kann ein Thermometer nützlich sein. Ob Sie zum Herstellen der von Ihnen ausgewählten Kosmetika ein Thermometer brauchen, können Sie den Rezepten entnehmen.

▶ Arbeitsgeräte

Thymianöl

▶ Ätherisches Öl, desinfizierend, krampflösend

Thymianölbad

Wirkt desinfizierend und krampflösend und hilft bei Erkältungskrankheiten. Kann gut mit ▶ Eukalyptus und ▶ Rosmarinöl gemischt werden. Wem der Duft zu streng ist, mag ▶ Orangen-, ▶ Geranium-, ▶ Rosen- oder ▶ Melissenöl hinzufügen.

▶ Badeöl

Tinktur

Mit Tinkturen kann man sich einreiben, Umschläge machen, Gurgeln, und man kann sie auch einnehmen, wobei man sie meist mit Wasser verdünnt oder auf ein Zuckerstück tropft.

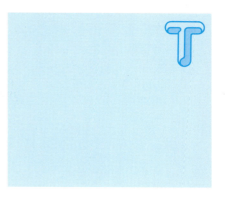

Es sind Pflanzenauszüge mit ▶ Alkohol (zum Einnehmen: Ethylalkohol) verschiedener Konzentration. Nach ▶ DAB 8 sollen auf 1 Teil getrocknete Pflanzenteile 2–10 Gewichtsteile Alkohol oder ein anderes Extraktionsmittel (▶ Extraktion) kommen. Statt der Pflanzenauszüge kann man auch trockene Pflanzenextrakte (▶ Sprühtrocknung) nehmen.
Wir verwenden z.B. Hamamelistinktur (▶ Hamamelis) oder Myrrhetinktur (▶ Myrrhe).

▶ HT 10, Seite 115 ff.

Titandioxid

▶ Titanweiß

141

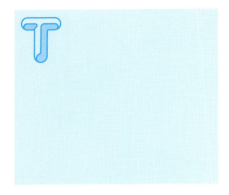

Tocopherol
▶ Vitamin E

Tönen
▶ Haartönen

Tönungsfarben
▶ Haartönungsfarben, künstliche,
▶ Pflanzen-Farbextrakte

Toxisch
Bedeutet: giftig, auf einer Vergiftung beruhend.
Siehe ▶ Toxizität (Giftigkeit).

Titanweiß
▶ Farbpigment. Chem. Titandioxid. Es besitzt ausgezeichnete Deckkraft, wenn es zu feinem Pulver gemahlen und in einem Farbträger eingebettet ist. Im Gegensatz zum früher verwendeten Bleiweiß ist Titandioxid völlig ungiftig. Wir verwenden Titandioxid in ▶ Make-up, ▶ Abdeckstift, ▶ Puder, ▶ Lippenstift, ▶ Karnevalsschminke usw.
Titandioxid ist ein äußerst begehrter Rohstoff nicht nur für kosmetische Zwecke. Er dient als Lebensmittelfarbe und ist für Medikamente zugelassen. Deshalb findet man es z. B. im Zuckerüberguß von Kaugummikugeln oder Dragees. Außerdem wird er in Anstrichfarben eingesetzt.

▶ SM, Seite 49

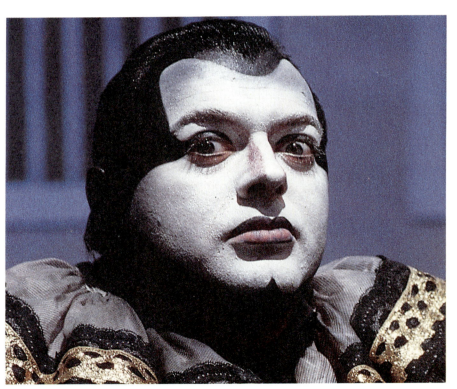

Titanweiß gibt Karnevals- und Theaterschminken die enorme Deckkraft.

Toxizität

bedeutet Giftigkeit. Nach der allgemein anerkannten Giftskala von Hodge & Sterner gibt es 6 Giftklassen bzw. Toxizitätsgrade (T):

T6 = extrem giftig; bereits weniger als 65 mg dieses Stoffes können für einen Menschen tödlich sein.
T5 = hochgiftig; weniger als 4 g können tödlich sein.
T4 = mäßig giftig; weniger als 30 g können tödlich sein.
T3 = wenig giftig; weniger als 250 g können tödlich sein.
T2 = kaum giftig; weniger als 1000 g können tödlich sein.
T1 = relativ harmlos; mehr als 1000 g können tödlich sein.

Weiter nach unten geht die Tabelle nicht. Die Klassifikation „relativ harmlos" kann deshalb schon als fast ungiftig bezeichnet werden. Zu dieser Klasse T1 zählt die 1%ige Verdünnung von ▶ H.T.Braun. Man müßte schon mehr als 100 Liter dieser Verdünnung trinken, um akute Vergiftungserscheinungen zu bemerken.

▶ SM, Seite 136

Trägersubstanz

▶ Farbträger

Tragant

▶ natürlicher Gelbildner aus dem Gummi eines persischen Baumes

Transparentes Make-up

▶ Make-up, transparentes

Treibgas

▶ Fluor-Chlor-Kohlenwasserstoff

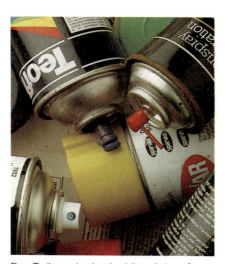

Das Treibgas in den herkömmlichen Spraydosen schädigt unsere Umwelt.

Trockene Haare

▶ Cremespülung, ▶ Haarkur, ▶ Haarwäsche, ▶ Sebostase

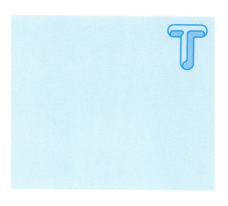

Trockenshampoo

Wer unter besonders fettem Haar leidet und es nicht jeden Tag waschen möchte, wird zwischendurch vielleicht ein Trockenshampoo benutzen. Es besteht im wesentlichen aus Pudersubstanzen (z. B. Reisstärke), die das Fett aufsaugen und anschließend wieder ausgebürstet werden können. Der fettaufsaugende Wirkstoff ist ▶ Kieselsäure. Die Reisstärke sorgt dafür, daß sich die Kieselsäure besser verteilt und wieder entfernen läßt.

▶ SM, Seite 155

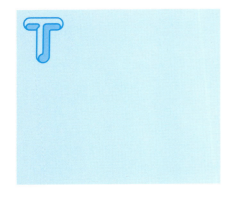

Triethanolamin

Ethanolamine sind stark reagierende, zum Teil aggressiv wirkende chemische Substanzen. Monoethanolamin ätzt bei Hautkontakt sofort tiefe Löcher, Di- und Triethanolamine sind hingegen hautverträglicher.

Ethanolamine wirken ▶ alkalisch und werden wegen ihrer guten Löslichkeit und Emulgierwirkung von der Industrie z. B. bei der Herstellung von Seifen verwendet. In industriell hergestellten ▶ Haargelen, Hautgelen und vielen Emulsionen werden Diethanolamine und Triethanolamine auch eingesetzt, um Substanzen zu neutralisieren.

In Ethanolaminen können ▶ freie Amine enthalten sein oder bei einer chemischen Reaktion entstehen. Aus freien Aminen können sich ▶ Nitrosamine bilden, die – wissenschaftlich bewiesen – krebserregend sind. Deshalb setzen wir in unseren Rezepten kein Triethanolamin ein.

▶ MS, Seite 62

Tween 80

Ein für ▶ Badeöle bedingt geeigneter naturnaher ▶ Emulgator. Wir haben ihn nur in unser Sortiment übernommen, weil es vor 8 Jahren der einzige Emulgator war, den man in der Apotheke kaufen konnte. Heute können wir auf ihn verzichten, da er bei Tests zu hohe ▶ Dioxanwerte aufgewiesen hat.

▶ Oxypon 288, ▶ Mulsifan CPA

Ultraviolette Strahlung

▶ UV-Strahlung

Ungesättigte Fettsäure

▶ Fettsäure

Unterhaut

▶ Haut

Unverseifbares

Wenn man Fette mit Natrium- oder Kaliumlauge kocht, bildet sich normalerweise ▶ Seife. Manche Pflanzenfette bzw. -öle enthalten aber in sehr geringen Mengen verschiedene zusätzliche Produkte, die sich durch Alkalien nicht in Seife verwandeln lassen. Das Gemisch aus solchen Stoffen nennt man das *Unverseifbare*.
Das Unverseifbare kommt in der Pflanzenwelt nicht oft vor. In Pflanzen, in denen man es finden kann, ist es in den Samen und Früchten nur in geringen Mengen enthalten.
Den höchsten Anteil an Unverseifbarem enthält die ▶ *Schibutter*. Es können 3,5 bis 11% sein; ein Durchschnitt von 6% also.
Zu den positiven Eigenschaften des Unverseifbaren in der Kosmetik gehört, daß es die Haut weich macht. Außerdem hat es feuchtigkeitsbindende Eigenschaften für die Oberhaut und eine positive Wirkung auf das lösliche ▶ Kollagen der Haut. Unverseifbares der Schibutter und des ▶ Avocadoöls gibt es auch als Konzentrat. Sie können damit alle Öle in den Rezepten anreichern. Als ▶ Konsistenzgeber geeignet.

▶ Öle, pflanzliche

▶ CS, Seite 38 f.

UV-A-Absorber/ UV-B-Absorber

Absorbieren heißt: aufsaugen, in sich aufnehmen. UV-A- bzw. UV-B-Absorber sind also Substanzen, die UV-A- bzw. UV-B-Strahlung (▶ UV-Strahlung) in sich aufnehmen, d.h. herausfiltern. Die meisten ▶ Sonnenschutzmittel enthalten vor allem UV-B-Absorber, die die ▶ sonnenbrandauslösende UV-B-Strahlung filtern (▶ UV-Filter).

UV-Filter (gegen UV-Sonnenstrahlung)

Filtersubstanzen sorgen in ▶ Sonnenschutz-Creme/-Milch für Schutz der Haut vor schädlicher ▶ UV-Strahlung. Neue Filtersubstanzen schirmen vor allem den ▶ Sonnenbrand auslösenden UV-B-Bereich ab. Das ist neben ▶ *Parsol MCX* die Substanz ▶ *SoFiO* (Sonnenfilter oellöslich) und das neue Mittel ▶ *SoFiO Super*. Zusätzlich gibt es noch eine wasserlösliche Filtersubstanz ▶ *SoFiW* (Sonnenfilter wasserlöslich). In der Abbildung zeigen wir Ihnen, daß sowohl Parsol (ein Öl) als auch SoFiO (ein Pulver) und SoFiW (eine Flüssigkeit) genau denjenigen Strahlenbereich erfassen, der Sonnenbrand auslösen kann.

▶ Sonnenbrand, ▶ Sonnenschutzgel, ▶ UV-Strahlung

▶ SM, Seite 118 f.

UV-Strahlung

Der eigentliche schädliche Teil des Sonnenlichts ist die ultraviolette Strahlung (kurz *UV-Strahlung*). Man teilt sie nach ihrer Wellenlänge in drei Arten: UV-A-Strahlen, UV-B-Strahlen

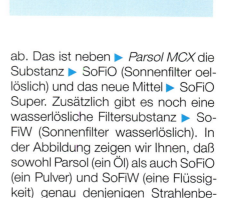

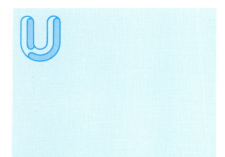

und UV-C-Strahlen. Die UV-C-Strahlen sind die kürzesten und gefährlichsten, da sie mit ihrer Wellenlänge in der Nähe der Röntgenstrahlen liegen. Solange die ▶ Ozonschicht erhalten bleibt, werden sie zum größten Teil von der Erdatmosphäre absorbiert und können daher der Haut nicht mehr schaden. Nur im Hochgebirge kann es gefährlich werden.

Für den ▶ Sonnenbrand sind die UV-B-Strahlen verantwortlich, während die UV-A-Strahlen die eigentliche Bräunung bewirken. Allerdings sind auch die UV-A-Strahlen nicht risikolos. Sie trocknen die Haut aus, machen sie grobporig, sind für Faltenbildung und vorzeitige Alterung verantwortlich.

▶ Bräunungszeiten, ▶ Sonnenbrand, ▶ Sonnenschutzfaktor, ▶ Sonnenschutz-Creme/-Milch, ▶ UV-Filter

▶ CS, Seite 78 ff.
▶ SM, Seite 116 ff.

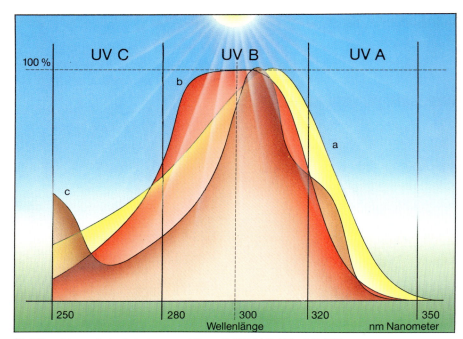

Die Filterwirkung dreier Substanzen: a) Parsol MCX, b) SoFiO, c) SoFiW.

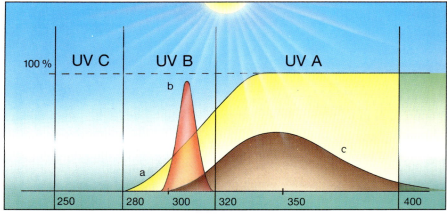

a) Die Sonnenstrahlung, die die Erde erreicht; b) die Strahlung, die den Sonnenbrand bewirkt; c) diese Strahlung bewirkt die Bräunung der Haut (Wellenlänge: nm Nanometer).

Vakuumtrocknung

▶ Sprühtrocknung

Vaseline

Echte Vaseline besteht aus wachsartigen Rückständen der Erdöldestillation, die mit Schwefelsäure raffiniert und mit Bleicherde entfärbt werden. Kunstvaseline ist eine Mischung aus festen und flüssigen ▶ Paraffinen. Vaseline wird sehr oft bei der industriellen Herstellung von Kosmetika eingesetzt.
In den Hobbythek-Kosmetikrezepten verwenden wir sie nicht, weil sie als Mineralölprodukt die ▶ Haut nur abdeckt und dadurch die Hautatmung verhindert.

Verdickungsmittel

Die Waschemulsionen im Handel sind meist gel-artig oder zumindest dickflüssig. Sie sind dadurch besser zu dosieren und zu verteilen; außerdem wirken sie konzentrierter als eine dünne, wasserähnliche Flüssigkeit. Die so verdickten ▶ Seifen wirken nach mehr, obwohl nicht mehr aktive Seife (▶ waschaktive Substanz) und damit Waschkraft in ihnen enthalten sein muß. In vielen Fällen also ein reiner Verkaufstrick (▶ Äthersulfat). Es gibt jedoch Verdickungsmittel, die sogar den Vorteil einer hautpflegenden Wirkung haben, z.B. ▶ *Rewoderm Li 420*. Es wird von uns verwendet. Einige Rezepte enthalten auch den natürlichen Gelbildner ▶ Xanthan.

▶ CS, Seite 121 f.

Vergällungsmittel

▶ Alkohol

Violett

▶ Farbpigment.
▶ Index-Nr. 77 07.
Sonstige Daten ▶ Blau

▶ SM, Seite 48

Viskosität

(lat.: viscum = Vogelschleim/Mistel) ist die Zähflüssigkeit oder innere Reibung bei Flüssigkeiten.
So hat z.B. eine ▶ Körpermilch eine größere Viskosität als Wasser, eine ▶ Creme eine größere als eine Körpermilch.

Vitamine

Vitamine sind lebensnotwendige Wirkstoffe, die für das geregelte Funktionieren unseres gesamten Körpers nötig sind. Obwohl der Or-

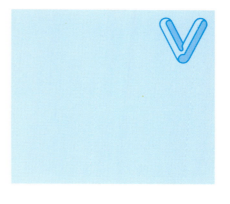

ganismus sie nur in kleinen Mengen braucht, treten Mangelerscheinungen auf, sobald wichtige Vitamine fehlen. Grundsätzlich unterscheidet man zwei Gruppen von Vitaminen: die *wasser*löslichen und die *fett*löslichen, die man in Ölen findet. Für die Körperfunktion sind beide wichtig. Was für eine Rolle die Vitamine spielen, wenn man sie z.B. in einer Creme von außen auf die Haut bringt, ist grundsätzlich noch nicht vollständig geklärt. Es bleibt also Ihnen überlassen, ob Sie zur Herstellung Ihrer Creme ein vitaminreiches Öl – wie etwa das Weizenkeimöl – wählen oder nicht.

▶ „Antiranz", ▶ D-Panthenol,
▶ Vitamin E

▶ SM, Seite 66
▶ CS, Seite 47

147

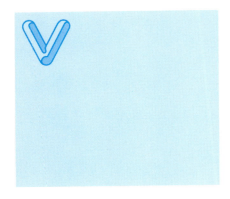

Vitamin E

(Tocopherol; fettlösliches ▶ Vitamin.) Für die Kosmetik hat es eine sehr günstige Eigenschaft: es verhindert die Oxidation ungesättigter Fettsäuren und somit das ▶ Ranzigwerden von Ölen. Bei Ölen, die von Natur aus sehr stabil sind, weil sie hauptsächlich gesättigte ▶ Fettsäuren enthalten – wie etwa Avocadoöl, Mandelöl, Erdnußöl –, ist dieser Zusatz überflüssig. Bei weniger stabilen Ölen genügt schon ein Zusatz von 0,1%. 35 Tropfen wiegen 1 Gramm. Für 100 Gramm Öl genügen also 3 bis 4 Tropfen. Allerdings lohnt sich das nur bei frischem Öl; bei älterem läßt sich der bereits begonnene Prozeß des Ranzigwerdens nicht mehr aufhalten.

Tocopherol gibt es in zwei Formen: als reines *Tocopherol* und als Tocopherol-Acetat, ein Salz des Tocopherols. Das Ranzigwerden verhindert am besten reines Tocopherol.

▶ „Antiranz"

▶ CS, Seite 47
▶ SM, Seite 66

Vitamin-E-Nicotinat

Wirkstoff für Haarwaschmittel aus ▶ Vitamin E und Nikotinsäure, die sich in der Wirkung ergänzen und verstärken. Das Mittel wirkt durchblutungsfördernd, vor allem bei chronischen Durchblutungsstörungen der Haut. Ob es zugleich auch den Haarwuchs günstig anregt, ist nicht bewiesen. Nicotinate werden jedoch in vielen Haarwuchsmitteln der Industrie eingesetzt; oft auch zur allgemeinen Hautpflege mit Hilfe von Emulsionen.

Um Ihnen nichts vorzuenthalten, haben wir ein ▶ Haarwasser spezial (Rezept ▶ SM, Seite 155) mit diesem ▶ Wirkstoff für Sie erarbeitet.

In reiner Form ist es eine zähe, wachsähnliche Substanz, die sich schwer dosieren läßt. Deshalb haben wir dafür gesorgt, daß sie in verdünnter Form angeboten wird (mit der gleichen Menge ▶ 96%igem Alkohol). Wir bezeichnen die Mischung als „Vitamin-E-Nicotinat 50%".

▶ SM, Seite 140 f.

Waage

▶ Arbeitsgeräte

Wacholderbeeröl

▶ Ätherisches Öl.

Wird gewonnen aus den getrockneten Beeren von *Juniperus communis*. Es hat einen hohen Gehalt an Terpenkohlenwasserstoffen wie z. B. Alpha-Pinen. Dadurch wirkt es wie die ätherischen Öle der Nadelhölzer durchblutungsfördernd und wird z. B. zum Einreiben gegen rheumatische Schmerzen verwendet. Es wirkt aber stark hautreizend und sollte nicht bei bereits geschädigter Haut verwendet werden. In höheren Dosen ist Wacholderbeeröl zellschädigend.

Wacholderbeerenölbad

Wirkt durchblutungsfördernd, günstig bei Rheuma und Muskelzerrungen. Da Wacholder etwas streng und herb riecht, kann man in das Grundrezept noch ein paar Tropfen ▶ Geranium- oder ▶ Rosenöl geben. Angenehm ist auch eine Mischung mit ▶ Rosmarinöl im Verhältnis 1:1.

▶ Badeöl

Wachse

Sie können nicht eindeutig nach ihrer chemischen Zusammensetzung definiert werden. Man bezeichnet heute Stoffe als Wachse, die gleiche oder ähnliche Gebrauchseigenschaften besitzen. Diese sind bedingt durch ihre besonderen physikalischen Eigenschaften wie Aussehen, Schmelzpunkt, Löslichkeit, Knetbarkeit bei 20 °C. Man unterscheidet *Pflanzenwachse* wie ▶ Carnaubawachs, ▶ Jojobaöl von *tierischen Wachsen* wie ▶ Bienenwachs, ▶ Lanolin (Wollwachs) und *Paraffinwachse* (▶ Paraffin), die aus Erdöl gewonnen werden.

Natürliche Wachse haben große Ähnlichkeit mit natürlichen ▶ Fetten und ▶ fetten Ölen. Ein wesentlicher Unterschied besteht darin, daß unser Magen sie nicht verdauen kann. Da sie aus sehr langen Molekülen aufgebaut sind, sind sie bei Normaltemperatur fest.

Daher sorgen sie in der Kosmetik z. B. bei ▶ Lippenstiften, ▶ Kajalstiften oder festem, deckendem ▶ Make-up für Stabilität der Präparate.

▶ Konsistenzgeber

▶ SM, Seite 58 ff.

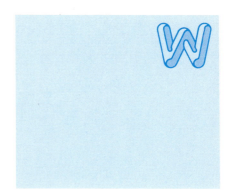

Walnußblätter

▶ Pflanzenextrakte

Walnußschalen-Extrakt

Natürliche Haartönungsfarbe. Der Extrakt aus den Schalen der Walnuß *(Inglaes regia)* erzeugt braune Töne. Er ist wie ▶ Henna ein Naphthochinon, und er hat keine medizinischen und auch keine negativen Nebenwirkungen, auch nicht auf der Haut. Allerdings färbt er die Haut braun, und er erzeugt dann auch einen leichten Lichtschutzeffekt. Man verwendet ihn daher auch in Sonnenschutzpräparaten.

▶ SM, Seite 134

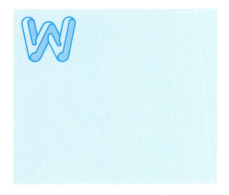

Walrat

ist ein Fett aus dem Hirn des Wales, welches zwar hervorragende kosmetische Eigenschaften hat, dessen weltweite jahrhundertelange Verwendung aber zur weit fortgeschrittenen Ausrottung der Wale mit beigetragen hat. Inzwischen gibt es ▶ Walratersatz mit ebenbürtigen Eigenschaften.

▶ Coldcreme

▶ CS, Seite 29

Walratersatz

Ersatzstoff für den natürlichen Walrat. Er ist ebenso aufgebaut und hat auch die gleichen Eigenschaften. Wir benutzen ihn als ▶ Konsistenzgeber. Er erzeugt eine geschmeidigere Creme als die gleiche Menge ▶ Bienenwachs oder ▶ Cetylalkohol. Trotzdem erreicht man eine recht feste Konsistenz.

Diese Cremes haben die Eigenschaft, nach 3 bis 4 Tagen nachzudicken. Beim Auftragen auf die Haut wird die Creme allerdings sofort wieder weich und hinterläßt auch ein angenehmes Hautgefühl. Am besten nehmen Sie nicht mehr als 3%, oder sogar noch weniger; je nachdem wie lange Sie die Creme aufbewahren wollen bzw. wie schnell sie verbraucht ist.

▶ Walrat

▶ CS, Seite 40

WAS

▶ Waschaktive Substanz

Waschaktive Substanz

(Kurzbezeichnung: WAS). Die eigentlichen schmutzlösenden Substanzen in ▶ Seifen und ▶ Tensiden. Der Anteil an WAS in den einzelnen Tensiden ist unterschiedlich (bei ▶ Zetesol 856 T liegt er bei 56%, Lamepon S bei 30%, ▶ Rewoteric AM 2C/NM bei 39%, ▶ Tegobetain L7 bei 30%). Normale Waschemulsionen wie Shampoo, Duschgele, Flüssigseifen, Spülmittel usw. sollten 12 bis 15% WAS besitzen. Man könnte also zum Beispiel aus 100 g Zetesol und 270 g Wasser insgesamt 370 g Waschlotion gewinnen – fast die vierfache Menge der Grundsubstanz also.

Folgende Tabelle erleichtert das Verdünnen der von uns empfohlenen Tenside auf gängige Konzentrationen:

Tensid	Wasserzugabe für gewünschte WAS-Konzentration		
1 ml	10% WAS	15% WAS	20% WAS
Zetesol 856 T	4,6 ml	2,73 ml	1,8 ml
Lamepon S	2,0 ml	1,0 ml	0,5 ml
Betain (30%)	2,0 ml	1,0 ml	0,5 ml
Rewoteric AM 2C/NM (39%)	2,9 ml	1,6 ml	0,95 ml

▶ CS, Seite 100 ff., 126 ff.

Waschcreme

Waschcreme ist in vielen Fällen – besonders bei empfindlicher Haut – ein ideales Reinigungsmittel. Sie ist wesentlich milder als ▶ Seifen und reine ▶ Tenside, schont den natürlichen Schutzfilm der Haut und reinigt trotzdem porentief.

Reine Creme ist in ihrer Reinigungskraft begrenzt. Deshalb haben wir Cremes mit Seifen (▶ Tensiden) kombiniert, bei denen der Fettanteil das Schmutzfett anlöst und ein möglichst geringer Seifenanteil ihn mit Hilfe von Wasser einschließlich aller wasserlöslichen Schmutzanteile (Schweiß usw.) fortspült.

▶ Betain, ▶ Lamepon,
▶ Reinigungsmilch

▶ CS, Seite 83 ff.

Waschsubstanz

▶ Seife, ▶ Tensid

Wasser

Für alle ▶ Emulsionen unserer Cremes, Körpermilch, Gele, Waschmittel usw. sowie viele andere kosmetische Produkte ist Wasser ein wichtiger Bestandteil. Benutzen Sie nur ▶ destilliertes oder zumindest ▶ entmineralisiertes Wasser. Das gilt besonders für ▶ Gele, weil der Gelbildner sehr empfindlich gegen hartes Wasser ist. Wichtig ist, daß es völlig keimfrei ist, weshalb Sie es zur Sicherheit aufkochen sollten. Füllen Sie es noch heiß am besten in eine gut verschließbare Flasche, dann kann man es mehrere Monate aufheben. Vergessen Sie nicht, diese – wie alle anderen Flaschen und Töpfchen – exakt zu etikettieren, damit es nicht zu Verwechslungen kommt.

In manchen Fällen können Sie auch abgekochtes und wieder abgekühltes Leitungswasser verwenden, wenn die Wasserhärte unter 12 dH liegt.

Wasserdampfdestillation

Die einfachste Art der Gewinnung von ▶ ätherischem Öl stellt das Kochen des Pflanzenmaterials mit Wasser in einer Destillationsapparatur (▶ Destillation) dar. Aufwendiger ist die Destillation mit Wasserdampf, bei der die Pflanzensubstanz mit Wasserdampf durchströmt wird. Im heißen Dampf quellen die Pflanzengewebe auf und werden leicht zugänglich für den Abtransport des Öls. Die vom heißen Dampf mitgerissenen ätherischen Öle werden wie bei der Destillation im Kühler niedergeschlagen. Dadurch, daß der Luftsauerstoff durch den Wasserdampf aus der Apparatur verdrängt wird, werden die Öle vor einer ▶ Oxidation geschützt. Dieses Verfahren wird industriell zur Gewinnung von ätherischen Ölen eingesetzt.

▶ SM, Seite 56 f., 64

Wasser-in-Öl-Emulsion

▶ Emulsion

Wasserphase

Eine Creme oder Milch besteht aus Fett- bzw. Öl-Anteilen (▶ Fettphase) und Wasserphase.

In die Wasserphase gehören alle Stoffe, die wasserlöslich sind: destilliertes Wasser, gegebenenfalls ▶ Konservierungsmittel, ▶ Elastin, ▶ Proteinpulver, ▶ Kräuterextrakte, ▶ Vitamine. Bis auf Wasser, Elastin und Proteinpulver dürfen die Zusatzstoffe nicht über 30 °C erhitzt wer-

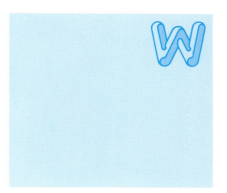

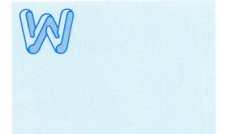

den. Daher werden sie nicht von Anfang an in die Wasserphase, sondern erst zum Schluß in die handwarme Creme geben.

▶ Creme-/Milchzubereitung

▶ CS, Seite 56 ff.

Weichmachende Substanz

▶ Glyzerin, ▶ Sorbit

Weichspülung (für die Haare)

▶ Cremespülung

Weingeist

▶ Alkohol

Weizenkeimöl

ist nicht sehr stabil gegen ▶ Ranzigwerden, dafür aber sehr vitaminreich. Es enthält viel ▶ Vitamin E, die ▶ Provitamine A und D sowie Keimlecithin. Weizenkeimöl hat einen starken, allerdings im Gegensatz zum Olivenöl sehr frisch wirkenden Eigengeruch, der bei der fertigen Creme auch durch Duftstoffe nicht ganz zu überdecken ist. Manche mögen den frischen Getreidegeruch, manche weniger. Die fertige Creme hat eine kräftige gelbe Farbe. Wir halten Weizenkeimöl für ein ausgesprochen gutes Kosmetiköl; vor allen Dingen, wenn man es mit zusätzlichem ▶ Vitamin E stabilisiert, wofür 0,2%, d. h. 2 g auf 1 Liter, genügen. Anteil des ▶ Unverseifbaren ca. 2 bis 6%.

▶ Öle, pflanzliche

▶ CS, Seite 35 f.

Wet-Gel

Ein ▶ Haargel, das die Haare wie naß erscheinen läßt. Diesen Naß-Look-Effekt – d. h., daß die Haare naß aussehen – bewirkt ein relativ hoher Glycerin-Anteil im Gel. Dieses Gel eignet sich auch zur Einarbeitung eines Sonnenschutzmittels (▶ UV-Filter, ▶ SoFiW), wenn Sie einen Sonnenschutz für Ihre Haare benötigen.

▶ Sonnenschutz-Gel

▶ SM, Seite 151

Wimperntusche

Die Wimperntusche der Hobbythek wird auf natürlicher Basis mit einfachen Mitteln hergestellt. Sie trocknet innerhalb von 30 Sekunden und ist dann völlig wischfest. Die Tusche kann in jedem beliebigen Farbton, auch in ▶ Perlglanzfarben hergestellt werden. Auch als Lidstrich rund ums Auge hält sie sich einen ganzen Tag lang, ohne zu verwischen, wenn sie als ▶ Eyeliner mit einem Pinsel aufgetragen wird.

▶ Mascaraflaschchen

▶ SM, Seite 88 f.

Wirkstoffe

sind die Stoffe einer Rezeptur, die die Hauptwirkung der Mischung ausmachen.

Während bei Arzneimitteln neuerdings die Wirkung nach objektivierbaren Kriterien nachgewiesen werden muß, ist dies bei Kosmetika nicht der Fall. Bestenfalls das Gesetz gegen den unlauteren Wettbewerb läßt sich zur Eindämmung allzu unverschämter Behauptungen heranziehen. Skepsis gegenüber den Verheißungen in der Werbung der Kosmetik-Industrie ist also angebracht. Allerdings scheint die Industrie jetzt die Vorteile freiwilliger Kennzeichnung zu entdecken; Blendax hat damit begonnen.

Mit behaupteten und tatsächlichen Wirkungen dieser Stoffe setzen wir uns bei der Beschreibung der jeweiligen Wirkstoffe auseinander.

Neben vielem anderen haben wir in unseren Kosmetika z.B. folgende Wirkstoffe eingesetzt:
▶ Kollagen, ▶ Elastin, ▶ Liposome in ▶ Cremes und ▶ Gelen, ▶ Propolis, ▶ D-Panthenol, ▶ a-Bisabolol in ▶ Lippenpflegestiften oder ▶ Lippenstiften, ▶ Pirocton-Olamin, ▶ Vitamin-E-Nicotinat, ▶ Birkenextrakt im ▶ Haarwasser.

Wirksubstanzen

▶ Wirkstoffe

Wischfeste Schminke

▶ Karnevals-Schminke,
▶ Wimperntusche

W/O-Emulsion

(Wasser-in-Öl-Emulsion)

▶ Emulsion

Wollwachs

▶ Lanolin

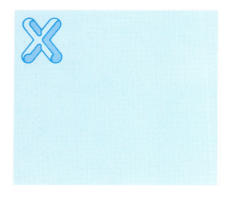

Xanthan

Ein natürlicher ▶ Gelbildner (ein weißes Pulver), und zuckerähnlicher Stoff, der bei einem Gärungsprozeß durch den Mikroorganismus *Xanthomonas compestris* erzeugt wird. Es ist hauptsächlich als Lebensmittelzusatzstoff entwickelt worden und z. B. in Weichkäse und Salatsaucen zugelassen.

Als natürlicher Gelbildner bildet es mit Wasser ▶ Gele, die selbst bei Salzzusatz stabil sind. Für ▶ Haargele eignet es sich nicht so gut, weil es schleimig wirkt. Allerdings haben wir es als natürliches ▶ Verdickungsmittel in Waschemulsionen eingesetzt. Man kann mit Xanthan nicht alle Seifenrezepte verdicken. Vor allen Dingen darf das Produkt kein ▶ Croquat oder ▶ Haarquat enthalten (kleine Mengen Croquat sind erlaubt, wenn das Waschmittel gleichzeitig ▶ Zetesol enthält). Der Herstellungsprozeß der Waschemulsion ist dabei etwas verändert. Sie rühren zunächst nur ein ▶ Tensid (am besten ▶ Betain, ▶ Lamepon oder ▶ Zetesol) mit Xanthan zusammen. Und zwar brauchen Sie auf 100 ml Gesamtmenge 2 g Xanthan (wenn ▶ Rewoteric AM 2C/NM im Rezept enthalten ist, sogar nur 1 g). Nun geben Sie das Wasser hinzu, in dem das Xanthan zu quellen beginnt. Entsprechend der Rezeptur gibt man nun eventuell das zweite Tensid und weitere Zutaten hinzu.

Rezepte für Waschemulsionen ▶ CS, Seite 128 ff.

Xylit

ist ein Zuckeraustauschstoff (▶ Zuckeralkohol). Er ist für Diabetiker geeignet, muß aber im Diätplan berücksichtigt werden. (12 g Xylit entsprechen 1 Broteinheit). Xylit ist natürlich vorhanden in verschiedenen Obst- und Gemüsesorten.

Technisch hergestellt wird es aus Birkenholz. Es hat die gleiche Süßkraft und eine ähnliche kristalline Struktur wie normaler Zucker. Xylit ist der einzige Zuckeralkohol, durch den keine ▶ Karies entstehen kann. Xylit wirkt sogar günstig, weil es die Säurebildung im Mund hemmt, wenn vorher Zucker gegessen wurde. Allerdings ist es wesentlich teurer als Zucker oder ▶ Sorbit.

Xylit wirkt wie Sorbit abführend. 30 g – bei empfindlichen Menschen noch weniger – sind die höchste Tagesdosis. Mit der Zeit setzt jedoch Gewöhnung ein. Allerdings kann die abführende Wirkung auch erwünscht sein. Xylit bewirkt im Mund durch negative Lösungswärme einen Kühleffekt. Wir verwenden es in ▶ Zahnpasta.

Zahnpasta

Die Substanz *Natriumlaurylsulfat* (SDS bzw. SLS), die schon für die Haut zu aggressiv ist (▶ Laurylsulfat), für innerliche Anwendung jedoch gefährlich, befindet sich in vielen handelsüblichen Zahnpasten. Sie dient der Schaumbildung. Schaum kann man aber auch mit unserem schleimhautfreundlichen ▶ Betain erreichen, das garantiert unschädlich ist. Das hochgereinigte Betain Z ist frei von dem leicht bitteren Geschmack des normalen Betain.

▶ SM, Seite 128

Zahnstein

besteht u.a. aus Calcium-, Magnesium- und Eisenphosphaten sowie Calciumcarbonat. Es sind harte Verunreinigungen auf der Zahnoberfläche, die sich besonders in der Nähe des Zahnfleisches ablagern und dort Zahnfleischentzündungen verursachen können. Zahnsteinbildung kann verhindert oder gemildert werden durch ▶ Zahnpasta, die ▶ Madrellsches Salz als ▶ Putzkörper enthält. Hartnäckiger Zahnstein sollte regelmäßig vom Zahnarzt entfernt werden.

▶ Karies, ▶ Kariesvorbeugung, ▶ Plaque

Zedernholz- und Zypressenölbad

Ein exotischer, „biblischer" Duft. Die Wirkstoffe beider Pflanzen werden seit Urzeiten als Medikament benutzt. Ähnliche Wirkung wie bei ▶ Niaouli, jedoch stärker beruhigend, da es in geringen Mengen Kampfer enthält. Wirkt desodorierend und hautstraffend.

▶ Badeöl

Zerstäuber

Auch bekannt als Parfümzerstäuber. Wenn man auf den Pumpenstößel drückt, versprüht er einen mehr oder weniger gut zerteilten Strahl. Er eignet sich zwar für Haarspray und Haarfestiger; allerdings ist die Handhabung nicht vergleichbar mit unseren aufpumpbaren ▶ Spraydosen.

▶ SM, Seite 144

Zetesol 856 T

Ein ▶ Tensid. Laurylether-Sulfat mit ca. 5% ▶ Betain. Relativ niedriger Preis. 56% ▶ WAS; daher stark verdünnbar.
Wie alle Äthersulfate besitzt es Spuren von ▶ Dioxan; allerdings wurde Zetesol besonders sorgfältig ausgewählt. In der nach unseren Rezepten hergestellten fertigen Waschsubstanz ist der Dioxangehalt nicht mehr nachweisbar (rechnerisch bei ca. 1–2 ppm). Trotzdem verwenden wir es nur im Shampoo für dicke Haare. Dort ist es als anionisches Tensid unentbehrlich.

▶ CTFA-Bezeichnung: MIPA-Laureth Sulfate (and) Cocamidopropyl Betaine.

▶ Äthersulfat, ▶ Laurylsulfat

▶ CS, Seite 114

Zimtöl

▶ Ätherisches Öl. Man unterscheidet das sogenannte Cassiaöl (chin. Zimtöl), das aus den Blättern von *Cinnamomum cassia* hergestellt wird und ca. 80% Zimtaldyhd enthält, von Ölen aus *Cinnamomum zeylanicum*, die aus Ceylon kommen. Außerdem gibt es Zimtrindenöl

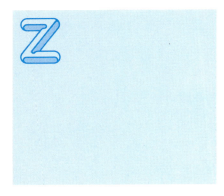

Zinnober

▶ Quecksilber, ▶ Schminken, ▶ Schwermetalle

Zitronenöl

▶ Ätherisches Öl der Zitrone, ohne Säure.

Zuckeralkohol

Die bekanntesten sind ▶ Sorbit, ▶ Xylit, Mannit. Es gibt bereits weitere Verbindungen, die aber für die Verwendung in Lebensmitteln noch nicht zugelassen sind.
Weitverbreitet ist der Irrtum, Zuckeralkohole enthielten weniger Kalorien als normaler Zucker. Bei Süßwaren mit der Aufschrift „ohne Zucker" darauf achten, daß nicht z. B. Sorbit für den gleichen Kaloriengehalt sorgt.
Für Diabetiker sind Zuckeralkohole geeignete Zuckeraustauschstoffe. Allerdings müssen sie im Diätplan berücksichtigt werden.
Sie haben überdies den Vorteil, kaum (Sorbit) bzw. keine (Xylit) ▶ Karies auszulösen.

▶ Kariesvorbeugung

mit noch höherem Aldehydanteil und 10% Eugenol sowie Zimtblätteröl, das vor allem Eugenol enthält, das dem Nelkenöl ähnlich ist. Deshalb hat es auch einen nelkenähnlichen Duft.

▶ Duftstoffe, ▶ Parfüm, ▶ Riechstoffe

Zinkoxid (Zinkweiß)

(chemische Formel: ZnO)
Ein wenig lösliches, schwach ▶ alkalisches Pulver.
Es wird als Zusatz von ▶ Cremes, ▶ Salben (Zinksalbe) und ▶ Pudern in Kosmetik und Medizin eingesetzt. Es wirkt austrocknend, adstringierend (▶ Adstringierende Mittel), entzündungswidrig und kühlend. Als Deckmittel wird es in ▶ Make-up verwendet, wobei ▶ Titanweiß besser und stärker deckt.

Zusatzstoffe, pflanzliche

▶ Wirkstoffe

Bezugsquellen

An folgende Firmen können Sie sich wenden:

SPINNRAD-ZENTRALE, Klosterstr. 13, 4650 Gelsenkirchen, Tel. 02 09 / 1 70 00 11, Tx. 8 24 724, Fax. 02 09 / 70 00 40.
SPINNRAD-AUSLIEFERUNGSLÄDEN: 1000 Berlin 15, Uhlandstr. 43/44; 2000 Hamburg 13, Grindelallee 42; 2000 Wedel Hlst., EKZ Rosengarten; 2300 Kiel, Eggerstedtstr. 1; 2800 Bremen, Ostertorsteinweg 90; 3000 Hannover, Intercity-Center; 3008 Garbsen, Havelstr. 10 (REALKAUF); 3300 Braunschweig, Vor der Burg 8; 3400 Göttingen, Gronerstr. 1; 4000 Düsseldorf, Königsallee 92a; 4050 Mönchengladbach, Hindenburgstr. 249; 4100 Duisburg, Averdungen-Center/Königsstr.; 4150 Krefeld, Hansa-Center; 4300 Essen, Viehoferstr. 24; 4330 Mühlheim, Rhein-Ruhr-Zentrum; 4400 Münster, Alter Steinweg 39; 4420 Coesfeld, Gartenstr. 7; 4440 Rheine, Emsstr. 71; 4500 Osnabrück, Domhof 7c; 4600 Dortmund, Lütge Brückstr. 12; 4650 Gelsenkirchen, Hochstr. 54; 4700 Hamm, Oststr. 3; 4800 Bielefeld, Bahnhofstr. 32; 4950 Minden, Martinikirche/Martinitreppe; 5000 Köln, Mittelstr. 12/14 Bazar de Colonge; 5300 Bonn, Bonngasse 15; 5300 Euskirchen, Hochstr. 56; 5400 Koblenz, Casinostr. 15–19; 5600 Wuppertal-Elberfeld, City-Center; 5800 Hagen, Elberfelderstr. 64; 5860 Iserlohn, Marktpassage; 6000 Frankfurt, Hauptwache/Allinazpassage; 6054 Rodgau 1; Hintergasse 1; 6100 Darmstadt, Wilhelminenpassage; 6500 Mainz, Kirschgarten 4; 6000 Mannheim, Kurpfalzpassage; 7000 Stuttgart, Lautenschlagerstr. 3; 8000 München 2, Sendlingerstr./Asamhof; 8070 Ingolstadt, Sauerstr. 9; 8400 Regensburg, Trothengasse 2/Ostengasse; 8500 Nürnberg, Jakobsstr. 41/Nähe Jakobsplatz, Plärrer; 8700 Würzburg, Oberhürstr. 3; 8900 Augsburg, Ulrichsplatz 8–10.

Fa. COLIMEX-ZENTRALE, Mozartstr. 7, 5000 Köln 1, Tel. 02 21 / 21 04 13-12.
COLIMEX-AUSLIEFERUNGSLÄDEN: 5000 Köln 1, Schildergasse 84a; 4150 Krefeld, Hochstr. 62, Ecke Neumarkt; 5100 Aachen, Alexianergraben 9; 7800 Freiburg, Im Schwarzwald-City, Schiffstr. 5.
Fa. STELLA, Postfach 66, 7336 Uhingen, Tel. 0 71 61 / 3 73 21
Fa. HERBALIND, Wiegenkamp 23, 4292 Rhede, Tel. 0 28 72 / 21 24
Fa. ALC, Kranichstr. 2, 2876 Berne 2, Tel. 0 44 06 / 61 44
Fa. OMICRON, Marktplatz 5, 7129 Neckarwestheim, Tel. 0 71 33 / 1 70 81

Fa. SYLVI'S, Peschweg 52, 4152 Kempen 1, Tel. 0 21 52 / 5 45 90
Fa. BERGAMOTTE, am Rohdepark 7, 3520 Hofgeismar, Tel. 0 56 71 / 63 30 (qv2)
AUSLIEFERUNGSLÄDEN: 3300 Braunschweig, Steinweg 38; 3500 Kassel, Jägerstr. 9
Fa. Kräuter FISCHER, Markt 5, 4840 Rheda-Wiedenbrück, Tel. 0 52 42 / 5 59 58
Fa. VON DER GATHEN, Schumannstr. 59, 4000 Düsseldorf 1, Tel. 02 11 / 66 61 21
Fa. INTERWEGER Handels AG, Züricherstr. 65, CH-9500 Wil, Tel. 00 41 73 / 22 22 11

Die folgenden Preise dienen zu Ihrer Orientierung. Es sind unverbindliche ca. Preise, die jeder Lieferant nach seinem eigenen Belieben festlegen kann. Vergleichen Sie die Preislisten und Bezugsbedingungen. Bei größeren Mengen sind die Preise meist günstiger. Gewährleistung wird von den Autoren und vom Verlag nicht übernommen.

Lebensmittelaromen – 10 ml

Äpfel	ca. 1,80	Himbeere	ca. 1,75	Mango	ca. 2,45
Aprikose	ca. 2,65	Karamel	ca. 2,40	Vanille	ca. 1,50
Erdbeere	ca. 2,45	Kirsche	ca. 1,50		

Ätherische Öle – á 10 ml

Anisöl	ca. 2,20	Krauseminzeöl	ca. 2,60	Pfefferminzöl	ca. 1,90
Baldrianöl	ca. 8,90	Latschenkiefernöl	ca. 2,10	Rosenöl nat. ident.	ca. 1,40
Bergamotteöl	ca. 2,40	Lavendelöl	ca. 2,00	Rosmarinöl	ca. 1,45
Campher	ca. 1,30	Lemongrasöl	ca. 2,50	Salbeiöl	ca. 2,10
Eukalyptusöl	ca. 1,50	Mandarinenöl	ca. 2,50	Sandelholz	ca. 3,00
Farnesol (Deo)	ca. 3,90	Melissenöl	ca. 1,30	Sternanisöl	ca. 2,00
Fenchelöl	ca. 2,55	Menthol	ca. 3,10	Thymianöl	ca. 1,70
Fichtennadelöl	ca. 1,84	Nelkenöl	ca. 1,30	Wacholderbeeröl	ca. 5,00
Geranien nat. id.	ca. 2,30	Orangenöl	ca. 1,40	Wintergrünöl	ca. 1,70
Jasminöl	ca. 3,90	Orangenblütenöl	ca. 1,35	Zedernholzöl	ca. 2,00
Kamille	ca. 13,60	Patchouliöl	ca. 4,00	Zimtöl	ca. 2,80

Sonstige Zusatzstoffe

Zahnweiß M	100 g	ca. 2,30	Bisabolol	10 ml	ca. 6,25	Myrrhextrakt	10 ml	ca. 1,90
Antikaries	50 ml	ca. 1,95	Allantoin	10 g	ca. 1,50	Hamamelis	10 ml	ca. 2,00
Kaliumsorb.	10 ml	ca. 1,10	Alaunpulv.	50 g	ca. 1,30			
Xylit	100 g	ca. 4,95	LV 41	50 ml	ca. 1,95			
Kieselsäure	50 g	ca. 1,30	Holan	50 ml	ca. 1,60			
Betain Z	100 ml	ca. 2,50						

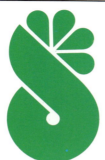

Spinnrad

Kosmetik zum Selbermachen

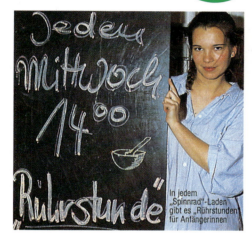

In jedem „Spinnrad"-Laden gibt es „Rührstunden" für Anfängerinnen

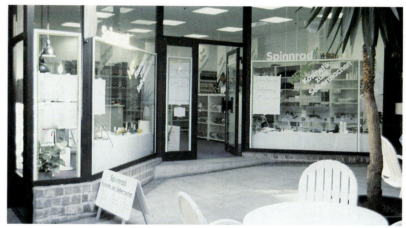

Rohstoffe von Spinnrad = geprüfte Qualität!

Bei Spinnrad arbeitet seit März '87 hauptamtlich die Mikrobiologin + Lebensmittelchemikerin Krystyna Ehrlich. Spinnrad arbeitet zusammen mit namhaften Fachleuten aus den Bereichen Kosmetik, Dermatologie und Chemie.
Noch 1988 wird ein wissenschaftlicher Beirat gegründet, der beratend mithilft.

In jedem Laden ist mindestens eine Person beschäftigt, die ein staatliches Zeugnis für Sachkunde im Verkauf von freiverkäuflichen Arzneimitteln hat. Laufende Schulungen werden durchgeführt.

Franchise-Partner gesucht!

AM LUFTSCHACHT 3 A · 4650 GELSENKIRCHEN
TELEFON: 02 09/1 70 00-11 · TX: 8 24 726 natur d · FAX: 02 09/1 70 00-40

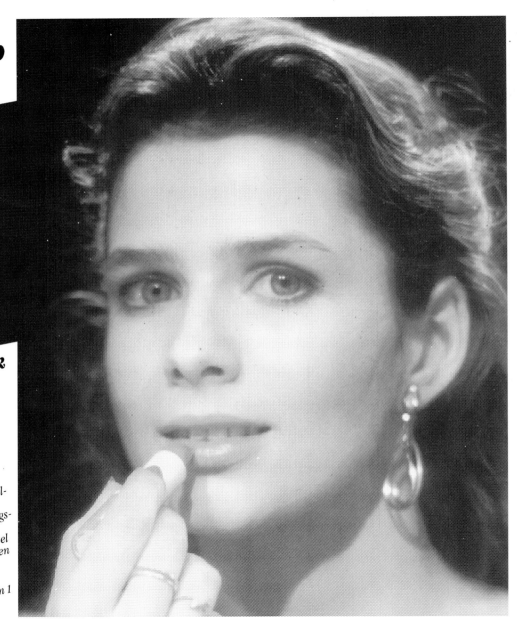

Natürlich sanft!

Hobbythek

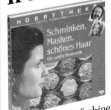

168 Seiten, 155 farbige Abbildungen, DM 34,–.
Inhalt: Sonnencremes, Alltags- und Karnevalschminken, Haar- und Körperpflegemittel zum Selbermachen mit vielen einmaligen Rezepten.

vgs verlagsgesellschaft
Breite Str. 118/120 · 5000 Köln 1